女子养生术

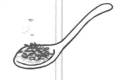

[日] 水田小绪里 著

吴梦迪 译

江西科学技术出版社

2021年·南昌

🐚 前言

　　我第一次接触"饮食调理（食疗）"大约是在25年前。那时只是觉得很有意思，对身体也好，便开始尝试。经过10多年系统的学习和研究，我切身感受到饮食调理对我的人生产生了重要的影响。它不仅让我的身心变得更健康，而且深刻地影响了我的生活方式甚至人生观。

　　我秉承"治标得治本"的理念，并心怀这样的初衷编写了本书，旨在为想要通过食物看清生活所需，并改变自己人生的人提供帮助。我希望能够帮助各位读者"认清事物的本质"，诚实地面对自己，找到自己身体不适的根本原因，并能在调理身体的同时感受自己身体的切实变化，让自己变得更健康。同时，我也希望各位读者能通过健康的饮食获得自信，相信自己只要去做就能收获健康，然后勇敢地去做自己想做的事，实现自己的梦想。

1

本书主要分为三大部分：

入门篇	有关健康与食材的基础知识
基础篇	构成人体的基本物质、五脏的功能、除饮食外有益于身体健康的妙招
应用篇	解决困扰自己健康的小问题

通过观察自己的身体状态，找到自己身体需要和不需要的东西。然后再进一步挖掘，你就会找到自己真正想要做的事情和真正想要的东西了。在忙碌琐碎的日常生活中，人们往往很容易忽略自己。但其实，当你发现身体稍微出现一点儿不适时，只要及时调理，就可以让身体回归健康。

只有身体健康，心情和思维才能保持良好的状态。本书会介绍一些简单实用的小妙招。只要你每天坚持，就可以打造健康的身心。

自古以来，中医便会通过五官的表征及五感来判断五脏的健康，从而了解身体的健康。岐伯曰："鼻者，肺之官也；目者，肝之官也；口唇者，脾之官也；舌者，心之官也；耳者，肾之官也。"如果你想利用五官与五脏的对应关系来调理身体，中医中的饮食调理（食疗）就非常合适。

首先，摒弃自己不需要的，补充自己需要的。长此以往，调理身体的效果就会慢慢显现。在我看来，用饮食调理身体就像玩拼图游戏一样，需要从边框开始慢慢向内拼。遇到不需要的拼图块就拿走，换上合适的，最后拼成一幅完整的画（健康）。另外，饮食调理的关键在于适当。每个人的身体状况都不同，对每个人而言，最重要的是适宜。无须逞强，不用每天都做到，只要慢慢地、舒适地朝着好的方向前进就行。希望本书能够成为你的养生指南。

中医先看"证"，再根据"证"制订治疗方针。而识"证"是需要经验的。本书的目的就是让不懂中医、不懂养生的人也可以自行从饮食调理的角度理解健康，进而调理自己的身体。为了方便读者理解，书中将"证"进行分解，有些部分简化了表达，还有一些部分添加了简单易懂的解释。如果你学过一些中医的知识，能够理解更专业的中医词汇，那么你可以参考"中医小词条"，学习更专业的内容。

除此之外，本书还从现代医学的角度分析了引发各种身体问题的原因以及从营养学角度为饮食调理提供了更有效的说明。

本书的主旨是让普通人通过饮食进行自我调理。身体不适的背后也可能潜藏着重大的疾病，因此在症状或疼痛加重的时候，请一定不要逞强，尽早去医院就诊。

水田小绪里

目录

美容问题

附录1　适合各类证候的食谱

身边可用作食疗的食材

附录2　五行属性表

将万物分成五类，观察其联系

什么是健康？

　　入门篇将从中医的角度介绍健康的定义以及饮食调理相关的基础知识。只有明白什么是健康，才能从根源上掌握改善各种身体不适的方法。

身心都保持良好的状态才可谓"健康"

当你精神欠佳或没有干劲时，是否会感觉身体乏力或沉重呢？当你生病时，又是否会感到心情郁闷、焦躁不安，或总是胡思乱想呢？

精神状态和身体健康息息相关，相互影响。有时候身体不适，心情可能会随之低落；有时候心情低落，身体可能会随之产生不适。至于哪个先出问题，则因人而异，也受环境的影响。但是，当身体和精神中的任意一方出现异常时，如果不妥善处理，两者就都会出现问题。

情绪波动太大或长期保持一种情绪，都会造成身体失调（参考P174：情绪问题）。相反，如果身体和精神中的任意一方有所改善，另一方也会逐渐好转。因此，所谓健康，应该是身心都保持良好的状态。

健康的精神状态和身体状态都很重要。我写这本书的初衷，就是希望大家通过饮食调理不仅能收获健康的身体，也能收获良好的精神状态。

整体观念 —— 将身体当成一个整体来调理

中医在谈及身体调理这个话题时，会综合考虑各种自然因素。比如，夏天和冬天的调理重点就不同。夏天要防止身体燥热，冬天则要避免体温下降过快。中午之前，要尽可能地让身体"活跃"起来，而随着夜幕降临，则要让身体慢慢"静"下来。就像这样，自然界的节奏和身体调理紧密结合。

另外，身体是由各种器官与组织构成的，它们发挥着各自的功能，却又相辅相成，构成一个整体。任意一个器官或组织的功能失调时，都会影响全身。因此，当身体出现一些不适症状时，请不要只考虑出现问题的身体部位，而要考虑整个身体的状况，要从"整体"来调理。

COLUMN

● 调理身体如同整理屋子

收纳整理，即先将需要的东西和不需要的东西分开，再将需要的东西分别放在固定的位置。整理屋子时，无论从哪个地方开始，最终只要舍弃不需要的东西，再决定怎么放置需要的东西，屋子就会变整洁。

调理身体也是同样的道理。先是排出体内老旧废弃物，并补充身体所需的营养，然后将其输送至身体各部位。身体各部位是相互关联的，当一个部位得到改善后，其他部位的症状也会有所缓解。因此，请从改善自己最烦恼的身体症状开始吧！不要着急，一点一点慢慢调理。

健康的关键在于平衡

▶▶◀ **为了保持身体健康，以下四点尤为重要**

❶ 构成身体的基本物质（气、血、津液）充足且运行顺畅

❷ 五脏（肝、心、脾、肺、肾）六腑（小肠、胆、胃、大肠、膀胱、三焦）功能正常，且处于平衡状态

❸ 寒热保持平衡

❹ 精神饱满有活力

　　如果构成身体的基本物质不充足或运行不畅，各脏腑器官和组织就会缺乏营养、水分和氧气，进而无法正常工作。五脏六腑和呼吸系统、血液循环系统、消化系统、泌尿系统等关系密切。唯有各脏腑器官相互协作，才能生出充足的气、血、津液，并让它们在体内顺畅运行。可以说，气、血、津液和脏腑休戚与共，共同支撑着整个身体的活动。

　　从下一页上方的示意图可以看出，五脏按照"肝→心→脾

五行

五行指的是木、火、土、金、水。包括五脏在
内的所有事物都可分为这五类。(参考 P253：
 附录2 五行属性表)

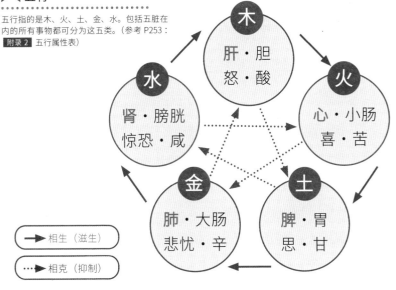

木
肝・胆
怒・酸

水
肾・膀胱
惊恐・咸

火
心・小肠
喜・苦

金
肺・大肠
悲忧・辛

土
脾・胃
思・甘

➡ 相生（滋生）

┈➤ 相克（抑制）

→肺→肾→肝"的顺序，分别辅助下一个脏器。同时，又会按照
"肝→脾→肾→心→肺→肝"的顺序，相互抑制（箭头前的脏腑
器官抑制箭头后的），以保持平衡。当五脏功能都保持强健时，
则能够维持平衡。反之，当某个脏腑功能减退或负荷过重时，就
会失去平衡，引起身体不适。

此外，当身体受寒时，各项身体机能也会下降，导致运行停
滞。而当身体过热时，各项机能又会过于亢奋，引发炎症或出血。
很多人缺乏运动或喜欢喝冰饮、吃冰冷的食物，这些人往往容易体
寒，代谢功能也相对较差。因此，保持身体温暖十分重要。

通过饮食调理增强身体的自愈力

饮食调理是基于中医的食疗。每种食材都具有不同的功效，有的可以调理五脏，有的可以温暖身体，有的却可以给身体降温。仔细观察身体每天的变化，然后通过搭配功效各异的食材，让身体维持平衡，以预防疾病。

现代医学中的营养学从碳水化合物、蛋白质等营养成分的角度来对食物进行了分类，中医食疗则不同。每种食物的功效已在漫长的历史进程中得到了确认，我们要先了解它们的功效，然后再根据自己的体质和症状，判断哪些食物适合自己，哪些食物应当避免。也就是说，食疗和营养学是从不同的角度来帮助人们提高身体的自愈力的。食疗一般从以下四个方面来对食材进行分类。

❶五性

大约70%的食物都属于平性。通过食用平性食材，可以调节身体阴阳平衡。在身体容易受寒的冬天或体寒之人宜多食用温性

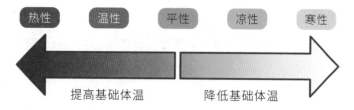

| 热性 | 温性 | 平性 | 凉性 | 寒性 |

提高基础体温　　　　　降低基础体温

和热性的食材，而在体内容易积热的夏天或体热之人则宜多食用寒性和凉性的食材，这样才能维持身体的阴阳平衡。

▶◀ 五性的作用及常见食材

五性	作用		主要的食材
寒性	为身体降温	寒性或凉性(阴)的食物具有降低身体温度的作用，可以抑制体内炎症、净化血液。还能促进身体排出毒素和多余水分	蛤蜊、螃蟹、海带、紫菜、羊栖菜、黄瓜、西红柿、香蕉、柿子、猕猴桃、西瓜、啤酒、盐、酱油、绿豆、豆腐、茄子、章鱼
凉性	让身体稍微降温		小麦、芦笋、牛蒡、口蘑、西芹、生菜、冬瓜、萝卜、菠菜、豆芽、草莓、橙子、橘子、梨、裙带菜、白砂糖、鸭肉
平性	不会让身体变热或变冷	调节身体的阴阳平衡	大米、黄豆、金针菇、秋葵、花椰菜、卷心菜、木耳、小松菜、上海青、胡萝卜、白菜、青椒、西蓝花、玉米、无花果、葡萄、蓝莓、西梅、苹果、鱿鱼、牡蛎、鲣鱼、秋刀鱼、鲈鱼、牛肉、猪肉、鸡蛋、奶酪、酸奶、咖啡、蜂蜜、红薯
温性	让身体稍微温热	温性或热性(阳)的食物能够提高身体温度，加快体内血液循环，不仅能让身体机能更加活跃，还能增强体力，促进新陈代谢	糯米、核桃、纳豆、虾、三文鱼、沙丁鱼、青花鱼、金枪鱼、鸡肉、羊肉、芜菁、南瓜、小葱、大葱、韭菜、紫苏、生姜、洋葱、樱桃、石榴、桃、红茶、茉莉花茶、葡萄酒、黑糖、醋、料酒
热性	让身体热起来		花椒、胡椒、辣椒、肉桂、威士忌、烧酒

②五味

　　五味指的是酸、苦、甘、辛、咸，也有些食材同时兼具几种味道。其分类的标准不仅是食用时的味道，更重要的是各个味道所具有的功效。因此，实际品尝到的味道和它对应的类别可能会有所不同。另外，五味的各个味道作用的脏器是固定的（参考下页表格）。除此之外，还有薏仁、冬瓜等具有利尿作用的"淡味"，以及柿子、银杏等"涩味"。但长期以来，中医将"涩附于酸""淡附于甘"，以合五行配属关系，习称"五味"。

 ③归经

　　归经是指食物作用的身体部位（脏腑、经络）。

　　五味作用的脏腑和经络是固定的。有些食材只对特定部位有效，有些食材则能够作用于多个部位。

　　如果只大量摄取自己喜欢味道的食材，那么食物就无法平衡地作用于身体各部位，脏腑就会失去平衡。虽然需要根据季节和体质的不同加以调节，但均衡地摄取五味食材也十分重要。请回忆一下自己每天的饮食，看看是否有偏食问题。

④功效

　　补充身体所需的物质、排出老旧废弃物、抑制炎症等，这些都是食材本身具有的功效，而且有的食材还具有多种功效。

　　为改善身体不适，综合食材所具有的五性、五味、归经和功效，并制作成一道菜肴，这就是食疗。中药里各种药材的配比也

五味	相关联的脏器	功效	常见食材	归经
酸（涩）	肝	具有收气、止汗、缩尿、止血、止咳等作用	梅子、柠檬、西红柿、醋、山楂	酸味→肝经
苦	心	具有清热、燥湿、解毒等作用	苦瓜、杏仁、莴苣、绿茶	苦味→心经
甘（淡）	脾	具有调理消化器官、补气、补血、缓和腹痛等急性症状的作用	山药、鸡肉、奶酪、谷类、薯类、豆类	甘味→脾经
辛	肺	具有促进气血运行、发汗、排出邪气和老旧废弃物等作用	葱、生姜、蒜、花椒、胡椒、辣椒	辛味→肺经
咸	肾	具有补益阳血、软化大便以及通便等作用	海带、螃蟹、裙带菜、虾、鱿鱼	咸味→肾经

一样，只不过食疗是将药材换成食材而已。

也就是说，食疗是要先找到体现病因或病理的证候（参考P21），再针对该证候，根据五性、五味、归经和对应的功效，选择与之相符的食材制成菜肴，而不是使用药材。只要选用的食材能够有效改善身体的证候，哪怕是食用超市里卖的普通食材，也可称为食疗。

即便症状不一样，也可采取相同的方法进行调理吗？

在中医中，如果致病的根本原因不同，那么即便症状一样，也要采取不同的方法进行治疗。比如 应用篇 中的"便秘"。造成便秘的原因有很多种，每一种治疗方法都不尽相同。

相反，如果致病的原因相同，那么即便症状不一样，也可以采取相同的方法进行治疗。"容易疲劳"和"容易感冒"是两种不同的症状，但如果起因都是"气虚"，即作为生命能量之源的"气"不足，那么则可以通过"补气"来改善（参考P26：气虚型）。

请记住，症状和治疗方法未必一致，但病因和治疗方法必须一致。

COLUMN

● 阴阳平衡与身体健康的关系

中国传统哲学认为宇宙万物皆由阴阳两个对立面构成。阴体现为寒冷、黑暗、沉重、衰落、内向、安静等，阳体现为炎热、明亮、轻盈、积极、外向、活泼等。

中医则认为阴阳平衡是维持生命的基础，人体各脏腑组织之间只有保持动态的阴阳平衡协调关系，才能保持健康的状态，即"阴平阳秘，精神乃治"。用阴阳的概念思考健康时，不可避免地会涉及"气、血、津液"和"寒热"。在本书的 应用篇 中，我将根据"气、血、津液"和"寒热"的状态来解释各种症状，而不会使用阴阳这种广义的概念。

● 何谓均衡的饮食？

营养学中有膳食摄取标准，规定了保持、增进健康所需的能量以及营养物质的理想摄取量（该数据为普通健康人的标准，会因年龄、性别等因素而有所不同）。只要根据这个摄取标准来搭配主食（米饭、面包、面条等）、主菜（肉类、鱼类、鸡蛋、豆类等）和副菜（蔬菜、菌菇、薯类等），就可以均衡地摄取人体所需的营养。

食疗则是有目的地根据食材所具有的性质和功效来选择，从而调节身体平衡。

营养学和食疗衡量健康的"标准"不一样，因此需要从营养学和食疗两个方面综合考虑如何取得平衡。

比如，选择主食时，是选米饭，还是选面包或面条？选择的食材不一样，在营养学和食疗上体现的功效也会有所不同。在营养学中，这三者都属于碳水化合物，主要作用都是提供能量。但是在食疗中，米饭属"平性"，功效是滋补作为生命能量之源的气，而面包和面条则属于"凉性"，功效是辅助心的功能。如果想要补充身体的元气，选择米饭会比较合适。如果想要活跃心脏，则选择面包或面条比较好。在了解人们饮食情况的过程中，我发现有一部分喜欢面包或面条的人完全不吃米饭，还有很多人在严格控制米饭的摄入。站在食疗的角度上来讲，因为米饭是可以"滋补作为生命能量之源的气"的食物，所以建议还是适量食用为宜。

同样，选择生成肌肉、血液的主菜和副菜时，综合考虑食材的五性、五味、归经和功效也有助于在营养学和食疗两个方面取得平衡。特别是主食。一般认为通过碳水化合物补充的能量占一天所需能量的55%~60%为最佳。可见主食的摄取量较多，对身体的影响也较大。该选择什么样的食材，请以你自己的"标准"来衡量。

饮食的平衡固然重要，但是如果吃太少，身体所需的营养就会不足。如果吃太多，就需要花很长的时间来消化，给身体造成负担。另外，即便你的饮食已经综合了各方面的考虑，如果身体无法好好消化，也是没有意义的。因此，将自己的食量、内脏功能的强弱等各项条件都考虑进去的饮食才可谓"均衡的饮食"。

※ 薯类所含的碳水化合物含量较高，也可以将它作为主食。

检查你的体质和
生活节奏

　　我们的身体状态每天都会发生变化。在调理身体时，察觉这些细微的变化至关重要。给自己留出一点儿时间，慢慢学会和身体对话。检查自己的体质和生活节奏，然后再进行适当调理，你的身体状况必然会发生变化。

观舌识健康

在中医中，"观舌"是了解健康状况的一种方法。

通过观察舌头的颜色、形状和舌苔，了解脏腑和气、血、津液的平衡情况。

要想维持健康状态，掌握身体每天的变化至关重要。

舌头的状态每天甚至是每小时都在发生变化，因此建议定期检查。了解自己的舌头状态之后，再参考对应的气（P22）、血（P28）、津液（P33）、五脏（P39）中的要点进行调理和改善吧。

Caution

❤ 检查舌头时的注意事项

- 检查前应避免食用颜色较深的食物或饮料，因为色素会附着在舌头上，影响判断。

- 伸出舌头时要尽量保持放松。

- 若舌头伸出时间过长，舌头颜色会发生变化。

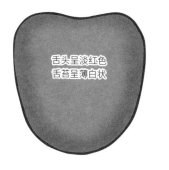

正常的舌头

舌头呈淡红色
舌苔呈薄白状

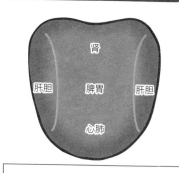

舌头各部位和脏腑的对应关系

肾

肝胆　脾胃　肝胆

心肺

如果舌头某部位出现异常，
说明该部位对应的脏腑功能失调了

正常的舌头状态和常见症状

通过观察舌头的形状、颜色、光泽度以及舌苔的颜色和状态，可以了解身体的健康状况。正常的舌头呈淡红色，舌苔薄白，干湿适中。如果健康状态发生变化，生病或体质发生改变，舌头或舌苔的颜色、状态也会随之发生变化。

舌头颜色变红，说明身体出现了热症或津液不足；颜色变淡，说明气血不足；舌苔增厚，说明病情加重。另外，舌苔颜色发生变化，或者变得黏腻或干燥，甚至发生脱落等，也是身体阴阳失衡的表现。

舌头和脏腑关系密切。心火旺时，舌尖就会出现发红隆起等异常状况。

▶◀ 观舌头，识健康

有齿痕

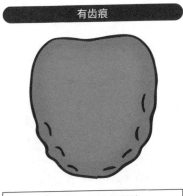

气不足，水液代谢差

舌头颜色发白

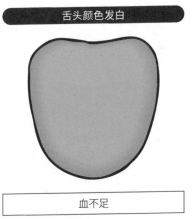

血不足

舌头颜色偏红，有裂痕。几乎无舌苔

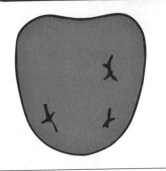

体内缺水

舌头呈紫红色或有紫红色斑点

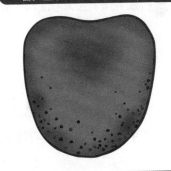

血液运行不畅

舌下静脉曲张

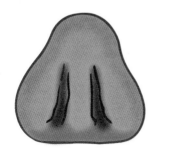

血液运行不畅

舌苔呈黄色

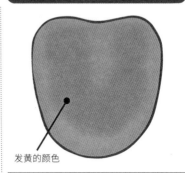

发黄的颜色

体内有积热，因暴饮暴食引起

舌头肥厚

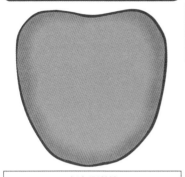

水液代谢差

舌头瘦小

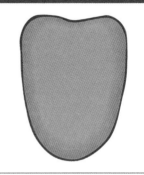

血不足

▶◀ 观舌头，识健康
....

舌苔黏腻	舌苔部分脱落

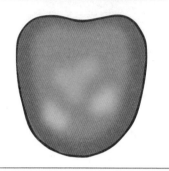 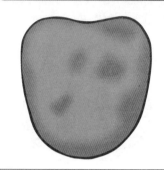

水液代谢差	气不足，缺水

舌头上长毛刺状凸起物、红点

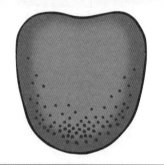

体内有积热

COLUMN

● 观面色，识健康

　　通过观面色也可以了解身体的健康状况。连同舌头一起检查吧。

青色 体寒，气血运行不足
红色 体热
黄色 脾失调，水液代谢差
白色 气血不足，或运行不畅
黑色 肾失调

构成身体的气、血、津液

气、血、津液是构成身体的基础。
是维持人体生命活动的基本物质，
会在体内运行流动。

气、血和津液由食物中的水谷精微（营养物质）和清气（自然界中干净的空气）生化而成。只有当气、血、津液的量充足且运行顺畅时，营养和氧气才会顺利地输送到身体的各部位，脏腑才会正常工作。

构成身体的物质可分为阴阳两大类。

阳 → **气**	→	具有活动身体、温暖身体的作用
阴 → **血** **津液**	→	具有滋润身体、提供营养的作用

血、津液又合称阴液，两者通过气的作用，在体内运行流动。

接下来，请对照"气血津液检查表"（P21）检查一下自己现在的身体状况吧。

合计个数较多的"证候"代表相应的气、血、津液不足或运行不畅。如果有多个合计个数较多的"证候"，请优先改善你最烦恼的症状所属的"证候"吧。如果每种证候的合计个数都很少，说明你体内的气、血、津液处于平衡状态，即身体是健康的。

"证候"是中医的专业术语，相当于西医中的疾病名称，是代表病因或病理。中医根据证候来确定治疗方针。

"虚"代表不足，右页左侧的表格均为不足。"滞""瘀"代表不畅，右页右侧的表格均为运行不畅。可见构成身体的物质充足且运行顺畅有多么重要。

检查表中列举了"气虚""血虚""阴虚""气滞""血瘀""水滞"六种证候。在这一阶段，你只需把握合计个数最多的证候即可。

从第22页开始会对这六种症候做出详细的讲解，具体请参考"了解气的作用""了解血的作用"和"了解津液的作用"等小节的内容。

另外，对照右页的气"血津液检查表"，如果某些症状是你在疲劳时肯定会出现或容易出现的，那么请参考后面"气""血""津液"小节中对该证候的具体描述，通过改变日常饮食和生活习惯来进行调理和改善吧。如果有多个合计数量较多的证候，在改善其中一种的同时，其他几种也会得到改善。

▶◀ 气血津液检查表

气

证候	项目	✓
气虚	❶容易疲劳	
	❷容易感冒	
	❸手脚冰冷	
	❹饭后立即犯困	
	❺容易浮肿	
	❻容易气喘	
	❼容易胃胀	
	合计　　　个	

证候	项目	✓
气滞	❶容易焦躁愤怒	
	❷容易感觉有压力	
	❸头痛、肩颈酸痛	
	❹胃胀、腹胀，经常嗳气、胀气	
	❺总感觉有什么堵在喉咙里	
	❻反复腹泻或便秘	
	❼浑身胀痛	
	合计　　　个	

血

证候	项目	✓
血虚	❶心悸	
	❷健忘	
	❸睡眠浅、多梦	
	❹头晕、猛然站起会眩晕	
	❺手脚发麻、抽筋	
	❻脸色苍白、没有光泽	
	❼眼睛发黏、视力模糊	
	合计　　　个	

证候	项目	✓
血瘀	❶色斑、雀斑、黑眼圈严重	
	❷肤色暗沉	
	❸脚背上血管明显鼓起	
	❹经常同一个地方疼痛	
	❺身上经常出现瘀青，且难以消退，容易出血	
	❻皮肤容易干燥	
	❼经常头痛、肩颈酸痛、痛经等	
	合计　　　个	

津液

证候	项目	✓
阴虚	❶身体发热、上火	
	❷干咳	
	❸皮肤、眼睛干燥	
	❹口渴、想喝凉饮	
	❺经常盗汗、难以入睡	
	❻大便呈粒状、干燥，不易排出	
	❼尿量少	
	合计　　　个	

证候	项目	✓
水滞	❶容易浮肿	
	❷身体发沉、倦怠无力	
	❸不容易口渴	
	❹容易排软便或腹泻	
	❺经常感觉头晕、恶心	
	❻容易患过敏性鼻炎、哮喘、荨麻疹	
	❼容易反胃	
	合计　　　个	

了解气的作用

了解构成身体的
基本物质

气是生命能量的源泉。

是生命活动的源动力，能够促进代谢、调节体温，让身体远离疾病。

气的作用

1 推动阴液（血和津液）的运行

2 温暖身体，提高脏腑组织功能

3 保护体表，防御外邪入侵

4 防止血液从血管中溢出。调节血液、汗液、尿液等体液的分泌和排泄

5 代谢和平衡体内物质，将食物转化为气、血、津液，将津液转化为汗液、尿液等

气是生命能量的源泉，推动着身体的活动。它虽肉眼不可见，却发挥着维持生命活动所必不可缺的作用。

宇宙万物皆源自"气"，而"气"又由"后天精气"和"先天精气"组成。后天精气源自清气（自然界中干净的空气）和水谷精微（食物中的营养物质）。先天精气则秉承于父母。

气失调　分为"气虚型"和"气滞型"

气失调大致可分为两种。一种是气虚型（气不足），另一种是气滞型（气行不畅）。随着气虚程度的加剧，其温暖身体的作用会逐渐减弱，引起体寒的症状，这叫作"阳虚"。气虚，同时身体又有发冷倾向的人，不仅要调养"气虚"，还要调养"体寒"。另外，气滞之人又分为两种。一种会因为气行不畅而生热，一种则会因为气行不畅而发冷。请务必分清自己是哪一种。

除了气虚、气滞、阳虚以外，气失调还包括"气陷"和"气逆"等。气陷的症状主要体现为胃下垂等内脏下垂，气逆的症状主要有打嗝、嗳气、哮喘、易怒等。

COLUMN ● 气的小知识　**气分为四种**

元气 生命活动之本。

宗气 聚于胸部，用于呼吸和维持心脏跳动等。

营气 营养物质在气的推动作用下，随血液一起运行至全身，给身体带去营养和滋润。

卫气 像屏障一样覆于身体表面，防止邪气入侵体内。

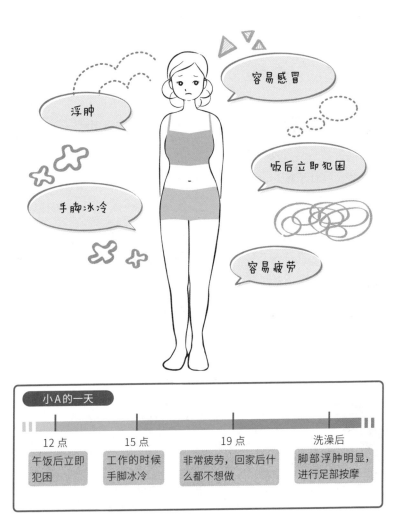

▶◀ 气滞型

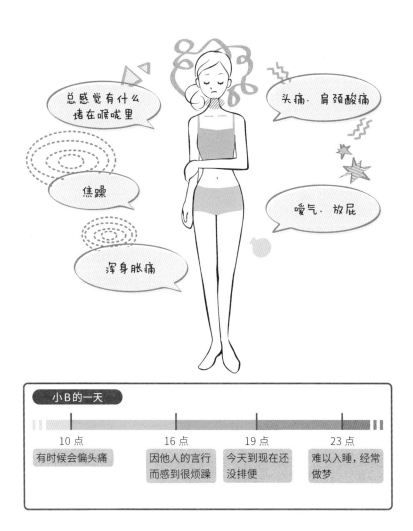

气虚型（气不足）

气虚是指气不足、新陈代谢差、脏腑功能状态低下的情况。气虚之人容易疲劳，没有干劲，免疫力低下。

症状　容易疲劳、容易感冒、手脚冰冷、饭后立即犯困、身体浮肿、气喘、胃胀、疲劳时各种症状会加剧、内脏下垂。

舌检　舌头淡红，肥厚，有时还会出现齿痕。

调理要点　应选择更加利于消化的烹饪方法，比如尽量将食物煮软或加热。同时，应避免剧烈运动，做一些轻微运动增强基础体力即可。另外，泡澡时间不宜过长，泡至轻微出汗后即可，因为时间过长气会随汗一同排出。饮食上忌过饮过食，应多食用温性或热性的食材，或者补脾健肾的食材。注意还要确保充足的睡眠。

气虚的同时体寒，这种情况就是"阳虚"。阳虚者应注意多食用温补阳气的食材。但如果补气之后，身体仍不暖和，可同时补血。

RECOMMEND

食材

补气食材（补气）
粳米、糯米、山药、红薯、土豆、黄豆、毛豆、南瓜、芦笋、扁豆、玉米、蘑菇、灰树花、沙丁鱼、鳗鱼、虾、三文鱼、青花鱼、金枪鱼、牛肉、猪肉、鸡肉、甜酒、葡萄、桃子、大枣等。

补阳食材（温阳）　羊肉、鹿肉、虾、金枪鱼、核桃、韭菜、大葱、藠头、八角、茴香、红葡萄酒等。

禁忌食材　生冷食物、油腻食物、甜食。

气滞型（气行不畅）

气滞是指气的运行淤滞不通的状态。气滞者容易陷入烦躁、抑郁、不安等情绪不稳定的精神状态，也容易嗳气、失眠。

症状　烦躁、易怒、精神压力大、头痛、肩颈酸痛、胃胀腹胀、打嗝、嗳气、胀气、喉咙有异物感、反复腹泻或便秘、胀痛、疼痛游移、疼痛因压力而增强。

舌检　舌尖、舌周边发红。舌中有白色或黄色的舌苔。

调理要点　多食用带香气或酸味的食材。柑橘类的皮效果较好，做菜时可多用。

忌饮酒过度。要学会合理释放压力。可以通过运动出汗，转换心情。可以使用柑橘类的香薰精油，舒缓心情。也可以深呼吸。

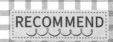

RECOMMEND

食材　**让气行通畅的食材(理气、行气)**
洋葱、青椒、鸭儿芹、青葱、西柚、柚子、橘子、脐橙、三文鱼、旗鱼、茉莉花、桂花、茴香、姜黄根、八角、陈皮等。

禁忌食材　容易烦躁或经常头痛的人应尽量避免食用大蒜、香辣调味料等辛味食材（参考 P9）以及热性食材（参考 P7）。

了解血的作用

了解构成身体的
基本物质

> 血是在血管中流动的红色液体。
> 具有将营养输送至全身的作用。

血是流动于血管内的红色液体，是维持生命活动的基本物质之一。具有输送营养、滋润全身的作用。

血的作用

1 将营养输送至全身，维持内脏功能，强健肌肉和骨骼

2 安定心神

 血失调 分为"血虚型"和"血瘀型"

血的失调大致可分为"血虚型（血不足）"和"血瘀型（血行不畅）"两种。除此之外，还有"血寒"和"血热"。血寒是指身体受寒导致血行不畅的状态，常表现为手脚冰冷、腹部发冷

等。血热是指血中有积热的状态，常表现为发热，以及流鼻血、排血便等出血症状。

▶◀ 血虚型

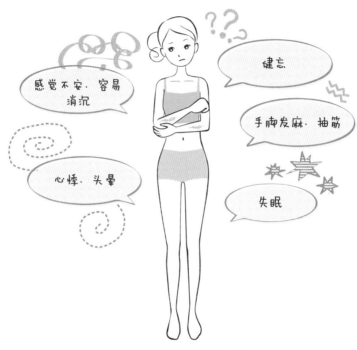

感觉不安·容易消沉

健忘

手脚发麻·抽筋

心悸·头晕

失眠

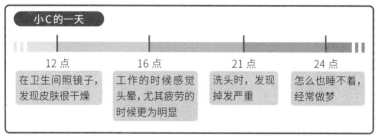

小C的一天

12点	16点	21点	24点
在卫生间照镜子，发现皮肤很干燥	工作的时候感觉头晕，尤其疲劳的时候更为明显	洗头时，发现掉发严重	怎么也睡不着，经常做梦

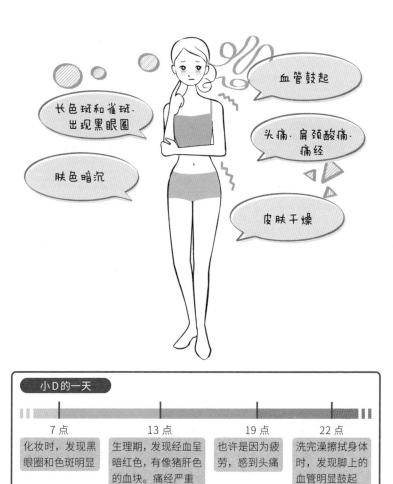

血管鼓起

长色斑和雀斑、出现黑眼圈

头痛、肩颈酸痛、痛经

肤色暗沉

皮肤干燥

小D的一天

7点	13点	19点	22点
化妆时，发现黑眼圈和色斑明显	生理期，发现经血呈暗红色，有像猪肝色的血块。痛经严重	也许是因为疲劳，感到头痛	洗完澡擦拭身体时，发现脚上的血管明显鼓起

血虚型（血不足）

血虚是指体内血液不足的状态。血虚之人脸色差，经常头晕，容易有皮肤干燥、生白发、脱发以及失眠等睡眠问题。

如果血虚严重，身体会出现发冷的症状。

症状　心悸、健忘、睡眠浅、多梦、头晕，猛然站起来有眩晕感、手脚发麻、月经不调、皮肤干燥、生白发、脱发、感觉不安、容易消沉。

舌检　舌头小或细，颜色发白，舌苔呈白色。

调理要点　有很多人既血虚又气虚，建议采用有助于消化的烹饪方法，进餐时也要注意细嚼慢咽。而且，尽量不要偏食、挑食，也不要为了减肥而减少食量。不建议剧烈运动，步行等轻微运动即可。

另外，用眼过度会消耗血，平时要有意识地让眼睛休息。

RECOMMEND

食材　**补血食材（补血、养血）**

黑豆、黑芝麻、黑木耳、菠菜、胡萝卜、口蘑、欧芹、生菜、西梅、荔枝、牡蛎、蛤蜊、鱿鱼、章鱼、鳗鱼、三文鱼、青花鱼、金枪鱼、羊栖菜、牛肉、猪肉、鸡蛋、动物肝脏、杏仁、腰果、大枣等。

禁忌食材　生冷食物、油腻食物、甜食。

血瘀型（血行不畅）

血瘀是指血行不畅的状态。血瘀者肤色暗沉，经常出现关节痛、手脚冰冷的症状。==特别是血行不畅的部位，会伴有刺痛或长硬块。==

症状　肤色暗沉、没有光泽，容易长黑眼圈、色斑或雀斑，脚上血管鼓起，身上经常有瘀青、容易出血，皮肤干燥、头痛、肩膀酸痛，乳房有硬块或伴有刺痛，经常同一个部位疼痛，痛经、月经不调等。

舌检　舌头呈青紫色，有紫色斑点，舌下静脉曲张。

调理要点　==可适度运动，以促进血液运行。==尽量不要长时间保持同一姿势，应注意适当休息、活动身体。

另外，补气和让气行通畅也十分重要（参考P26）。特别是==体寒之人，可温暖下半身。==

血瘀大多是由气虚、血虚、寒热偏颇、脾功能弱等原因造成的。可通过改善这些原因，减轻血瘀症状。

RECOMMEND

食材　让血行通畅、消除阻滞的食材（活血、化瘀）

黑豆、纳豆、洋葱、上海青、韭菜、油菜花、迷迭香、蔓越莓、茄子、欧芹、藏红花、栗子、蓝莓、西梅、桃子、鳗鱼、三文鱼、沙丁鱼、青花鱼、秋刀鱼、红糖、烧酒、扶桑花、醋、山楂、桂花等。

禁忌食材　甜食、油腻食物。

了解津液的作用

了解构成身体的
基本物质

津液是存在于身体各处的透明水液。

不仅可以滋润身体，
而且在调节阴阳平衡上发挥着重要的作用。

津液是除了血以外的身体所需的水液，是维持生命活动的基本物质之一。具有滋润身体、将老旧废弃物排出体外的作用。

一般认为，汗液、泪液、唾液等都属于津液。津液还肩负着散热降温的职责，与体温调节有关。

津液的作用

1 滋润全身

2 润滑关节

3 令头发有光泽

4 调节阴阳平衡（清除体内余热）

津液失调 分为"阴虚型"和"水滞型"

津液失调主要可分为"阴虚型"和"水滞型"两种。

如果津液不足,首先眼睛和皮肤会变得干燥。然后,全身会渐渐失去光泽,皮肤的干燥程度也会加重。当身体开始感觉燥热时,即为"阴虚"。

而"水滞"是指津液运行不畅,导致体内积湿的状态。

前文提到过"津液不足",本节则会对体内干燥程度更甚的"阴虚"进行讲解。因此,如果你的干燥症状比较严重,一定要认真阅读。

津液的失调除了上述两种之外,还有"痰饮"。即体内多余的水分——"湿"进一步凝聚,形成"痰"。痰湿结合,则会引发哮喘等症状。

此外,水滞之人也不尽相同。不为人体所需的"湿"和"痰"在体内滞留后,有些人会生热,有些人则会发冷。

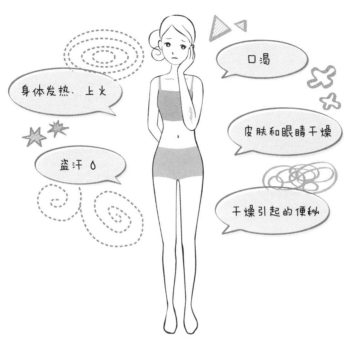

口渴

身体发热，上火

皮肤和眼睛干燥

盗汗○

干燥引起的便秘

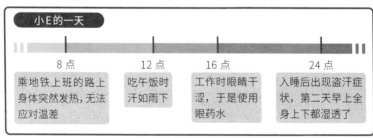

小E的一天

8点	12点	16点	24点
乘地铁上班的路上身体突然发热，无法应对温差	吃午饭时汗如雨下	工作时眼睛干涩，于是使用眼药水	入睡后出现盗汗症状，第二天早上全身上下都湿透了

◀▶ 水滞型

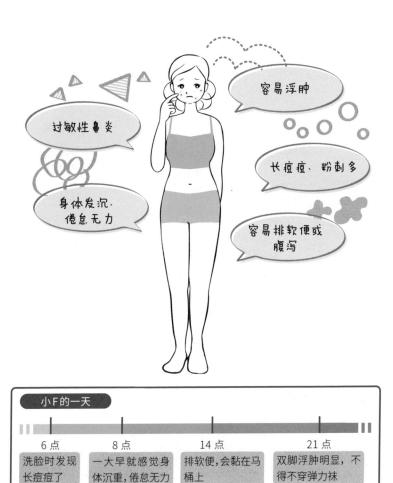

过敏性鼻炎

容易浮肿

长痘痘·粉刺多

身体发沉·
倦怠无力

容易排软便或
腹泻

小F的一天

6点	8点	14点	21点
洗脸时发现长痘痘了	一大早就感觉身体沉重，倦怠无力	排软便，会黏在马桶上	双脚浮肿明显，不得不穿弹力袜

阴虚型（阴液不足）

人体所需水液不足，不够滋润的状态（津液不足）进一步加剧，就会发展为血和津液均不足的阴液不足，即"阴虚"。

阴虚者容易皮肤干燥、口渴、眼睛干涩。

症状 身体发热、上火、干咳、皮肤干燥、眼睛干涩，易口渴、想喝凉饮，盗汗、失眠，因干燥导致的便秘、尿量少、头发毛糙等。

舌检 舌头发红，舌苔少或几乎没有，有时候还会有裂痕。

调理要点 含酒精的饮料大多属于温性或热性，会加剧身体发热的症状，请尽量控制。运动时如果出太多汗，症状也会恶化。

夜间睡眠充足有助于滋养阴液。相反，如果半夜身体仍然处于很活跃的状态，身体就会消耗阴液，因此请尽量在23点之前睡觉。

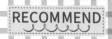

食材

滋生津液的食材（生津）
豆浆、豆腐、芦笋、秋葵、黄瓜、银耳、西葫芦、冬瓜、西红柿、莲藕、梨、梅子、柠檬、牛奶、酸奶、柿子、红茶、绿茶等。

滋养阴液的食材（滋阴） 山药、黑豆、芦笋、杏鲍菇、胡萝卜、菠菜、鱿鱼、牡蛎、干贝、螃蟹、海蜇、甲鱼、猪肉、鸭肉、王菜、椰子水、鸡蛋、奶酪、酸奶、枸杞等。

禁忌食材 香辛料等辛味食材（参考 P9）、温性食材（参考 P7）。

水滞型（津液运行不畅）

水滞型是指体内水分滞留的状态。水滞者易浮肿，经常长痘痘，容易排软便或腹泻。

症状 浮肿，身体发沉、倦怠无力，不容易口渴，容易排软便或腹泻，头晕、恶心、过敏性鼻炎、哮喘、荨麻疹、恶心想吐。

舌检 舌苔黏腻。热型水滞者舌苔呈黄色，寒型水滞者舌苔白且厚。

调理要点 可通过运动或泡半身浴等方式促进身体排汗，提高水液代谢。暴饮暴食和酗酒会增加多余的水液，应尽量控制。食用生冷食物，或过多地摄取水分也会导致"湿"滞留在体内，尤其需要注意。尽量多食用补气食材（参考P26）和辛味食材（参考P7）。体内积湿，会阻碍气血功能。湿凝聚而成的痰又与很多中医上的疑难杂症有关系。因此，如何将多余水分排出十分重要。

RECOMMEND

食材 有助于排出体内多余水分的食材（利尿、祛湿）

玉米（特别是玉米须）、冬瓜、茄子、豆芽、生菜、西瓜、红豆、黄豆、黑豆、绿豆、芦笋、黄瓜、蛤蜊、鸭肉、海带、乌龙茶、普洱茶、红茶、咖啡、绿茶等。

祛痰的食材（化痰） 豆浆、杏仁、金针菇、南瓜、生姜、萝卜、洋葱、大蒜、梅子、梨、柠檬、蛤蜊、海带、紫菜、裙带菜、乌龙茶、普洱茶等。

禁忌食材 生冷食物、油腻食物、甜食、酒。

相互协作的五脏六腑

五脏六腑是内脏的总称,它们各有各的功能。

**五脏生成并储藏气、血、津液,
六腑负责食物的消化吸收和输送。**

五脏为袋状器官,负责储藏气、血、津液。很多疾病都是气、血、津液储藏不足造成的。

六腑为管状器官,主要负责让食物和水分等通过。很多疾病都是因为无法顺利将这些物质输送至下一个器官而引发的。

五脏六腑

1 五脏——袋状器官

→ 储藏气、血、津液。

2 六腑——管状器官

→ 让食物和水分等通过。

五脏六腑和气、血、津液的关系

"五脏六腑"即中医中的内脏。中医对五脏六腑（脏腑）的定义不同于西医，其含义更为广泛，不仅指代脏腑器官（西医中的肝脏、心脏等），还包括各脏腑器官的功能。五脏是指肝、心、脾、肺、肾。五脏相互协助，相互抑制，方可维持身体的平衡。

六腑是指胆、小肠、胃、大肠、膀胱、三焦。三焦是气、血、津液的通道。五脏和六腑互为表里，关系密切（参考P5）。

五脏主要负责生成及储藏气、血、津液，而六腑主要负责消化吸收和输送。五脏六腑正常运作，才能产生气、血、津液，并让它们在体内畅通无阻地运行。另一方面，五脏六腑的正常运作也有赖于气、血、津液的存在和运行畅通。

接下来，就对照下一页的"五脏检查表"，找出失调的脏器吧。合计个数越多，说明对应的脏器功能越弱。如果有多个合计个数多的脏器，请优先改善自己最烦恼的症状所对应的脏器。

如果每个脏器的合计个数都很少，说明你的五脏处于平衡状态，身体很健康。

从第42页开始将会讲解五脏的功能。请参考这部分内容，改变自己的生活习惯，以减轻五脏的负荷，改善五脏的状态吧！

▶◀ 五脏检查表

	项目	✓
肝	❶ 容易烦躁	
	❷ 容易发生小腿抽筋等筋痉挛	
	❸ 眼睛容易疲劳	
	❹ 指甲容易断裂	
	❺ 肩颈酸痛、头痛	
	❻ 月经不调	
	❼ 侧腹、胸口胀痛，难受	
	合计　　个	

	项目	✓
心	❶ 难以入睡	
	❷ 气喘	
	❸ 健忘	
	❹ 心悸	
	❺ 多梦	
	❻ 味觉异常，食不知味	
	❼ 心律不齐	
	合计　　个	

	项目	✓
脾	❶ 没有食欲	
	❷ 容易疲劳	
	❸ 饭后犯困	
	❹ 容易排软便或腹泻	
	❺ 容易出现瘀青	
	❻ 容易积食	
	❼ 容易出现胃下垂、子宫下垂、脱肠、脱肛等	
	合计　　个	

	项目	✓
肺	❶ 经常咳嗽，甚至咳痰	
	❷ 皮肤敏感脆弱，经常出现皮肤问题	
	❸ 容易感冒	
	❹ 喉咙容易肿胀	
	❺ 有花粉过敏症、鼻炎等过敏症状	
	❻ 会出现呼吸困难、喘不上气的情况	
	❼ 声音小，声音无力	
	合计　　个	

	项目	✓
肾	❶ 容易脚肿	
	❷ 腰腿无力	
	❸ 尿急	
	❹ 听力变差，经常耳鸣	
	❺ 脱发严重，白发多	
	❻ 性功能减退、阳痿，不孕不育等	
	❼ 骨密度下降，经常骨折	
	合计　　个	

肝、胆的功能和常见失调症状

了解
五脏的功能

肝容易受压力影响。
具有储藏血、推动全身气血运行的作用。

肝，在西医中负责新陈代谢、解毒以及分泌和排泄胆汁促进消化，在中医中不仅具有推动全身气血运行、储藏血液、辅助消化的作用，还能帮助安定心神。无论是从西医的角度还是中医的角度看，精神压力一旦过大，肝功能就会减退。

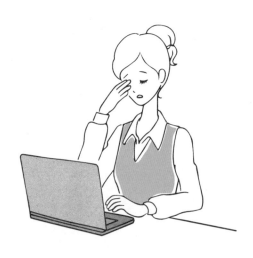

1 推动气的运行·

➡ 推动气行，辅助食物的消化吸收和水液代谢，还能帮助安定心神。

肝功能失调时 出现烦躁、抑郁、胸口或腋下胀痛、头晕目眩等症状。

2 储藏血

➡ 储藏血液，调整体内的血液流量。

肝功能失调时 出现手脚发麻、肌肉痉挛、小腿抽筋、月经不调等症状。

3 影响眼睛

肝功能失调时 出现眼睛疲劳、容易流泪、眼睛发红、视力下降、头晕目眩等症状。

胆负责储藏和排泄胆汁。

胆主决断。胆弱，则决断力下降。

储藏、分泌胆汁

胆功能失调时 出现口中发苦、食欲不振、腋下胀痛、黄疸等症状。

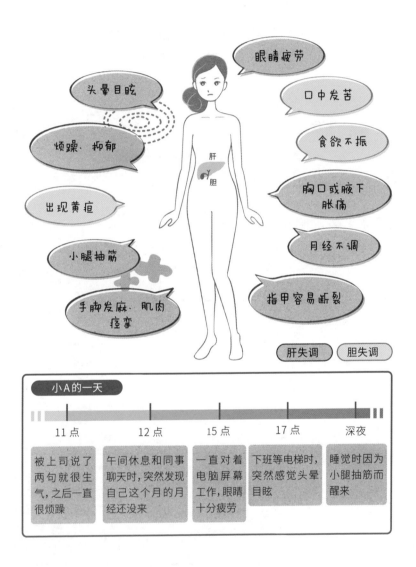

肝功能失调引发的症状

烦躁、腿脚抽筋、肌肉痉挛、眼睛疲劳、指甲断裂、肩颈酸痛、头痛、月经不调、侧腹或胸口胀痛、脸色或指甲颜色发白、手脚发麻、头晕目眩、视力下降、失眠。

 ## 预防肝功能失调的关键

春季阳气生发，万物复苏，是肝最为活跃的季节，容易负荷过大。请在春季多保护眼睛，以此来养肝护肝吧。

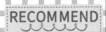

食材

有助于增强肝功能的食材（养肝、补肝）

草莓、桑葚、鳗鱼、动物肝脏、干香菇、蜂王浆、黑芝麻、葡萄等。

肝功能亢奋，出现烦躁、头痛、眼睛充血、上火、失眠等症状时，建议食用的食材（平肝）

菊花、芦荟、豌豆苗、尖椒、西芹、西红柿、青椒、海鳗、海蜇、虹鳟等。

其他 搭配食用酸味食材（参考 P9）、甜味食材（参考 P9）、让气行通畅的食材（参考 P27）、补血食材（参考 P31）、滋养阴液的食材（参考 P37）效果更佳。

异常

肝功能异常体现的部位及表现

眼睛（常流眼泪等）、肌腱、韧带、指甲、情感（愤怒）。

心、小肠的功能和常见失调症状

心掌管精神活动。
具有推动血液在全身运行以及
安定心神的作用。

心主要负责推动血液循环。通过让血液运行至全身，给身体输送营养。

心功能正常，则血液循环好，面色红润有光泽。反之，若心功能失调，血液循环不畅，则脸色苍白、黯淡无光。

此外，如果心功能失调，人就容易情绪不安，还会影响记忆力和判断力。甚至对睡眠造成影响，出现多梦、浅眠、易醒等症状。

心的功能

1 输送血液

→ 心脏搏动正常，血液就能顺利地经由血管流向全身，给身体输送营养。

心功能失调时　出现心悸、健忘、失眠、多梦、脸色苍白等症状。

2 掌管精神和思维活动

→ 中医认为心藏神（精神）。主管人的精神和思维活动。

心功能失调时　胸口闷堵、健忘、多言善惊，从而导致精神紊乱（心功能亢进）、心神不宁（心功能低下）等症状。

3 影响舌头

心功能失调时　出现舌头发红、容易得口腔溃疡、味觉异常、言语不清等症状。

　　小肠接收胃输送来的食物，并对其进行进一步消化。然后将人体所需的营养物质（清）输送至脾，同时将不需要的老旧废弃物（浊）输送至大肠，以及将不需要的水液输送至膀胱。如果小肠无法判断身体所需之物和无需之物，就会引起腹胀、腹泻等问题。

小肠的功能

将接收之物分为营养物质和老旧废弃物，并将营养物质输送至脾

小肠功能失调时　出现腹部鸣响、胀痛、呕吐、腹泻、尿液浑浊、排尿时伴随刺痛等症状。

▶◀ 心、小肠的常见失调症状

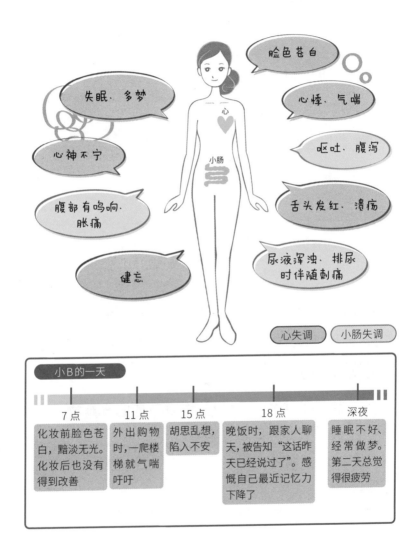

7点	11点	15点	18点	深夜
化妆前脸色苍白，黯淡无光。化妆后也没有得到改善	外出购物时，一爬楼梯就气喘吁吁	胡思乱想，陷入不安	晚饭时，跟家人聊天，被告知"这话昨天已经说过了"。感慨自己最近记忆力下降了	睡眠不好，经常做梦。第二天总觉得很疲劳

48

心功能失调引发的症状

失眠、气喘、健忘、心悸、多梦、味觉异常、心律不齐、胸口难受、心神不宁、月经不调、脸色苍白等。

 ## 预防心功能失调的关键

夏季是心最为活跃的季节，容易负荷过重。因此，请在夏季保证充足的睡眠。

如果出现心神不宁、心悸、多梦、失眠等症状，建议食用糙米、小麦、杏仁、莲子、上海青、百合、蛤蜊、沙丁鱼、牡蛎等食材，以及乌龙茶、红茶、茉莉花茶、绿茶等有助于安定心神的饮品。

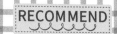

食材 **有助于增强心功能的食材（养心）**

小麦、莲子、猪心、乌龙茶、红茶、咖啡等。

其他 搭配食用酸味食材（参考 P9）、苦味食材（参考 P9）、补血食材（参考 P31）和安定心神的食材（参考上述）效果更佳。

异常 **心功能异常体现的部位及表现**

舌头、血脉（血管）、面色（脸色）、情感（喜悦）、皮肤（出汗过多）。

脾、胃的功能和常见失调症状

脾可补充生命之源——精。

**具有化饮食物为水谷精微（营养物质），
输送气、血、津液的作用。**

脾将经由胃和小肠消化得来的营养物质化为气、血、津液，
并将其输送至全身。一旦脾功能下降，全身的气血就会不足，从
而出现食欲不振、疲劳等症状。脾制造的水谷精微（营养物质）
可补充藏于肾中的生命之源——精（后天之精）。

除此之外，脾还具有输送水液的作用。因此，当脾功能失调
时，可能会出现浮肿、多痰液等症状。

生活在湿度较大的中国南方地区的人，其消化器官更容易失
调，这是因为南方湿度较大，而脾讨厌"湿"。脾胃经常出问题
的人应少吃油腻或甜的食物，吃饭时要细嚼慢咽。

1 输送营养物质和水液

➡️ 把饮食物转化为营养物质，并将营养物质和水液输送到上半身。

脾功能失调时　出现食欲不振、消化不良、容易疲劳、倦怠乏力、饭后立即犯困、浮肿、排软便或腹泻、肌肤松弛、内脏下垂等症状。

2 防止血从血管中溢出

➡️ 血液在经脉中运行，不让其溢出血管外。

脾功能失调时　出现便血、尿血、月经过多等出血量较多症状。

3 影响口腔

脾功能失调时　容易出现味觉异常、口腔溃疡等症状。

胃的主要功能是接收并消化食物，然后将营养物质输送至小肠。如果因过饮过食等原因导致胃积热，就会产生强烈的空腹感，出现口臭等症状。如果因为吃冰冷的食物而导致胃受寒，就会出现胃痛、消化不良等症状。如果胃气上逆，就会出现嗳气、打嗝等症状。

胃的功能

消化食物，并将其输送至小肠

胃功能失调时　出现胃痛、嗳气、消化不良等症状。

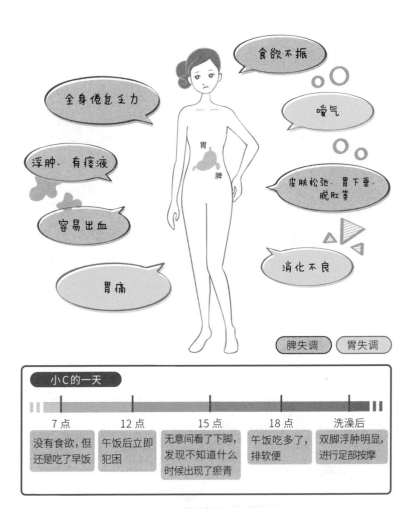

食欲不振

全身倦怠乏力

嗳气

浮肿、有痰液

皮肤松弛、胃下垂、脱肛等

容易出血

消化不良

胃痛

脾失调   胃失调

小C的一天

7点	12点	15点	18点	洗澡后
没有食欲，但还是吃了早饭	午饭后立即犯困	无意间看了下脚，发现不知道什么时候出现了瘀青	午饭吃多了，排软便	双脚浮肿明显，进行足部按摩

脾功能失调引发的症状

食欲不振，容易疲劳，饭后立即犯困，容易排软便或腹泻，身上容易瘀青，腹部积食，内脏下垂，容易出血、浮肿，有痰液、味觉异常。

 预防脾功能失调的关键

梅雨季节或湿气较重的季节容易给脾增加负担，平时用餐时应注意养成细嚼慢咽的习惯。

水液代谢差、容易浮肿的人可通过去除多余水液（参考P38）来增强脾功能。通过饮食调理的时候请综合考虑各方面因素。

RECOMMEND

食材 **有助于增强脾功能的食材（健脾）**

粳米、糙米、糯米、红薯、土豆、山药、黑豆、黄豆、毛豆、秋葵、花椰菜、油菜、上海青、胡萝卜、大葱、白菜、西蓝花、苹果、荔枝、栗子、沙丁鱼、鲈鱼、牛肉、鸭肉、大枣等。

其他 搭配食用甜味食材（参考 P9）、补气食材、补阳食材（参考 P26）、去除体内多余水液的食材（参考 P38）效果更佳。

其他 **脾功能异常体现的部位及表现**

口、肌肉、唇、情感（忧思）、唾液（多）。

COLUMN ● 脾 对身体健康十分重要的消化器官

脾是"将水谷精微（营养物质）化为气、血、津液的场所"。

有些人天生肠胃虚弱，有些人则随着年龄的增长，或因暴饮暴食而让肠胃逐渐变得虚弱。

如果脾无法正常运作，无论摄入多少食物，都无法化生出"气、血、津液"，从而导致身体疲劳，乏力，消瘦。特别是自小就瘦弱、胃下垂或者肥胖，但肌肉较少的人，更应通过健脾来让身体变得更健康。

COLUMN ● 水谷精微 构成身体的基本物质的来源

"水谷=饮食"，"精微=营养物质"。就是饮食进入人体，经过消化被人体吸收的营养物质。

它是构成人体的基本物质——"气、血、津液"的来源。营养学中认为食材越新鲜，营养价值就越高。饮食调理也同样，认为食材越新鲜，持有的"气"就越多。而且，随着时间的流逝，"气"会被逐渐消耗掉。因此，请尽量购买新鲜的食材，并尽早食用。

肺、大肠的功能和常见失调症状

肺主要负责调节体温和免疫功能。

掌管呼吸活动，输送营养和气。

肺除了呼吸之外，还会辅助心推动血液循环，控制津液的运行和排泄。同时，也会通过开闭毛孔来调节体温，保护身体。

当自然界中干净的空气从肺部进入肾之后，方可进行深沉有力的呼吸。而在干燥的环境中，则会出现皮肤粗糙、干咳等症状。

肺的功能

1 掌管呼吸活动，是体内外气体交换的场所

➡ 通过呼吸控制全身之气的运行。肺是血液中氧气和二氧化碳进行交换的场所。有规律的呼吸可调节血液的运行。

肺功能失调时　容易出现易感冒、呼吸异常、气血运行紊乱等症状。

2 自肺向上向外（至皮肤）、向下向内（至
肾、膀胱）输送

➡ 通过呼吸将水谷精微和气输送至全身，并
将汗和邪气（损害身体之根本）排出体
外。同时，也会将水谷精微和津液输送至
身体下方，将自然界中干净的空气输送至
肾，同时将不需要的水液输送至膀胱。

肺功能失调时　容易出现咳嗽、流鼻涕、鼻子堵
塞、不出汗、胸口不适、打喷嚏、呼气困难、呼吸
加速或变浅、喉咙有痰等症状。

3 促进水液代谢

➡ 通过呼吸调节水液代谢，同时将水液输送
至肾。

肺功能失调时　出现浮肿、尿量减少等症状。

4 影响鼻子

肺功能失调时　出现鼻炎、喉咙发炎等症状。

小肠会将营养物质输送至大肠。大肠再进一步吸收人体所需
的水液，然后将剩余的残渣作为大便从肛门排泄出去。

大肠的功能

在大肠内进行水液的再吸收和排泄

大肠功能失调时　出现腹泻、便秘等症状。

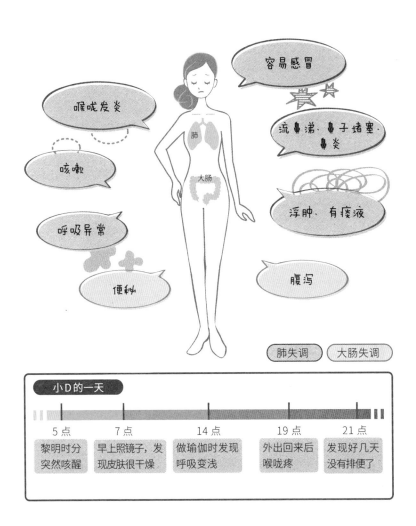

肺失调 大肠失调

小D的一天

5点	7点	14点	19点	21点
黎明时分突然咳醒	早上照镜子，发现皮肤很干燥	做瑜伽时发现呼吸变浅	外出回来后喉咙疼	发现好几天没有排便了

肺功能失调引发的症状

经常咳嗽（有痰）；皮肤敏感脆弱，经常出现各种皮肤问题；容易感冒、喉咙容易肿；有花粉过敏症或鼻炎等过敏性症状；呼吸困难、说话声音小。

 预防肺功能失调的关键

肺在秋季容易负荷过重。秋季养肺的关键在于多扩展胸部、多做深呼吸等。深呼吸的窍门在于先呼气！

RECOMMEND

食材 **有助于增强肺功能的食材（补肺、润肺）**

黍米、山药、杏仁、银杏、松子、花生、茼蒿、银耳、百合、无花果、柿子、梨、香蕉、橘子、奶酪等。

其他 搭配食用辛味食材（参考 P9）、滋养阴液的食材（参考 P37）效果更佳。咳嗽时，可搭配酸味食材（参考 P9）、止咳的食材（参考 P125）。

异常 **肺功能异常体现的部位及表现**

鼻子（流鼻涕）、皮肤（出汗多）、情感（忧伤或悲痛）。

● 呼吸浅是感冒的帮凶

肺通过呼吸将自然界中的空气输送至全身,最终到达肾。而深呼吸可以帮助肺将气输送至肾。气具有防卫、防御的作用。当气通过深呼吸被输送到全身之后,就可以在身体各部位发挥防御、保护的作用。人体处于疲劳状态时呼吸会变浅,因此请加强深呼吸的意识,至少每天进行1次深呼吸。

● 应季养生

中医认为人体会随自然界的更迭而变化,应根据季节进行应季养生。而每个季节作用的脏器是固定的,这一点具体可参考防止五脏功能失调的部分。

春季 适宜养肝。可选择能促进气行通畅的食材(参考P27: 气滞)。当出现烦躁、头痛、上火等症状时可采用平肝气的食材(参考P45: 肝)、滋润身体的食材(参考P37: 阴虚)。具有解毒作用的野菜也可以。

夏季 适宜养心。夏季天气炎热,身体会容易发热和出汗,宜选择有助于去除体内积热(参考P68: 积热)、滋生津液的食材(参考P37: 阴虚)。人在出汗时,气会随之一起排出体外,所以最好搭配补气食材一起食用。此外,夏季湿度高,所以和长夏(参考下文)一样,适宜食用有助于排出体内多余水液、促进气行的食材。

长夏 适宜养脾。长夏是指空气湿度高、潮湿的季节。此时,应多食用有助于排出体内多余水液的食材(参考P38: 水滞)。同时,多余的水液会阻碍气发挥作用,所以应搭配促进气行通畅的食材(参考P27: 气滞)一同食用。

秋季 适宜养肺。秋季非常干燥,应多食用润肺的食材(参考P58: 肺)、滋生津液的食材和滋养阴液的食材(参考P37: 阴虚)。若大肠干燥,会造成排便困难,通过滋润大肠可缓解便秘(参考P160)。

冬季 适宜养肾。冬季气温低,身体会容易受寒。应选择温暖身体的食材(参考P66: 体寒)以及温性或热性的食材(参考P7)。

肾、膀胱的功能和常见失调症状

肾是储藏人类生命之源——"精"的场所。

具有促进生长、发育、生殖、水液代谢的作用。

由脾制造的水谷精微化生出的"精（生命之源）"和出生时遗传于父母的"精"都储藏在肾中。精是生长、发育、生殖的基础。因此，可以说肾和衰老、死亡有着密切的关系。此外，肾会接收肺输送来的自然界中的干净空气，这是进行深呼吸的前提。水液代谢的过程是水从口进入人体，先后经过胃和脾，到达肺，再通过肺输送至全身，也有部分水液会以汗液和尿的形式被排出体外。在这个过程中，肾负责调节水液代谢。另外，肾不耐寒，因此应避免其受寒。

肾的功能

1 储藏精

➡ 储藏人体生命之源——精。与生长、发育、生殖、衰老有密切的关系。

肾功能失调时　出现衰老加速、慢性疲劳、腰部不适、先天性发育不良等症状，还会引起不孕不育等问题。

2 接收肺输送来的干净空气

→ 肺将自然界中干净的空气输送至肾。

肾功能失调时 出现呼吸浅、容易疲劳、呼气容易吸气难等症状。

3 主要负责水液代谢

→ 水液代谢由肺、脾、肾共同完成。其中，肾负主要责任。

肾功能失调时 出现浮肿、尿量减少或增加等症状。

4 影响耳朵

肾功能失调时 出现听力衰退、耳鸣、重听等症状。

膀胱储存小肠输送过来的多余水液，并在肾的作用下将其作为尿液排泄出体外。

膀胱功能失调时，会引发尿频、排尿疼痛、尿不尽等问题。

膀胱的功能

储存、排泄尿液

膀胱功能失调时 出现尿频、排尿困难、尿失禁、排尿疼痛等症状。

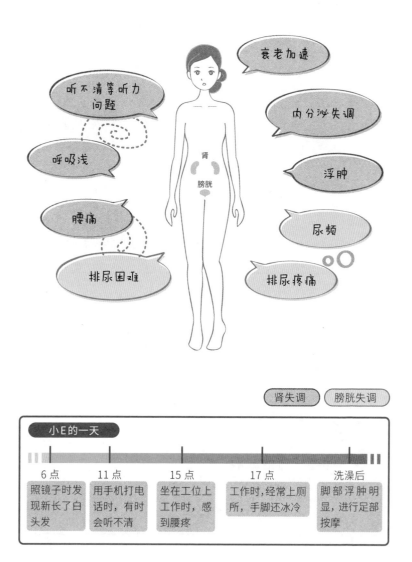

肾功能失调引发的症状

双脚容易浮肿，腰腿乏力，尿频，耳朵出现问题，脱发、生白发，性功能减退、阳痿、不孕不育，骨脆症，衰老加速，先天性发育不良。

 预防肾功能失调的关键

肾在冬季容易负荷过重。在冬季应注意温暖下半身。

出现腰痛、生白发、听力问题时，请尽早食用有助于补肾的食材。如果症状仍然无法改善，请同时健脾。

RECOMMEND

食材 有助于增强肾功能的食材（补肾）

黑米、小麦、山药、腰果、黑芝麻、核桃、栗子、黑豆、毛豆、花椰菜、卷心菜、牛蒡、桑葚、西梅、葡萄、蓝莓、枸杞、鳗鱼、虾、干贝、鲈鱼、甲鱼、猪肉、茴香等。

其他 搭配食用咸味食材（参考 P9）、补血食材（参考 P31）、补阳食材（参考 P26）和滋养阴液的食材（参考 P37）效果更佳。

异常 肾功能异常体现的部位及表现

耳朵、二阴（尿道口、肛门）、骨头、头发、情感（惊、恐）、唾液。

了解体寒和体热

了解
身体是寒性还是热性

寒热状态能够体现身体阴阳平衡的状态。

寒热与否取决于身体气、血、津液的状态以及邪气。

来看一下你的身体失调是由于"寒"还是"热"吧。身体机能失调意味着阴阳必定处于失衡的状态。

请通过下一页的"寒热检查表"确认自己的体质。

合计个数如果多，就说明你体内阴阳失衡了。

 寒热失调 分为"体寒"和"体热"

身体所有的部位都"寒"或都"热"的情况比较少见，一般都是不同的部位呈现不同的症状。本书是从整体出发，判断身体偏"寒"还是偏"热"。寒热符合的项目都比较少时，说明身体处于平衡状态。

 导致寒热的原因不同，调理方法也不同

寒热是因为体内的气（阳、热）、血、津液（阴、寒）不足、运行状态或邪气等的影响而导致的。

体寒分为两种。一种是受冰冷之物，如空调、冬天的严寒等直接因素的影响，而导致身体受寒的状态；一种是因体内能够温暖身体的"气"不足，导致阳虚（参考P26：气虚）的状态。体热也分为两种：一种是体内积热引起的"积热型"，一种是因为体内水液不足，无法给身体降温，而导致身体发热的"发热型"（参考P37：阴虚）。体寒之人，无论是哪种类型，都应以温暖身体为主。体热之人则应按照不同类型采取不同的调理方法，积热型以降温为主，发热型以滋养阴液为重。切勿弄错了。

▶◀ 寒热检查表

	项目	✓
寒	❶ 手脚冰冷	
	❷ 脸色苍白	
	❸ 喜欢喝温热之物	
	❹ 不容易口渴	
	❺ 舌头颜色淡、白，舌苔呈白色	
	❻ 经常排软便或腹泻	
	❼ 尿量多、颜色淡	
	合计 个	

	项目	✓
热	❶ 手脚发热、温度高	
	❷ 面色泛红	
	❸ 喜欢吃冰冷之物	
	❹ 口渴	
	❺ 舌头呈红色，舌苔呈黄色，或无舌苔	
	❻ 时常便秘	
	❼ 尿量少、颜色深	
	合计 个	

体寒（受寒型、阳虚型）

体寒是指因为身体处于低温环境，导致受寒，或因为温暖身体的机能下降，导致体寒的状态。从阴阳平衡的角度来看，体寒属于阴盛阳衰。一般来说，食用温暖身体的温性或热性食材就能得到改善。细分的话，身体因环境影响而受冷的"受寒型"人群，应食用驱寒的食材。因气虚，缺失温暖身体能力而发冷的"阳虚型"人群，则应食用补阳的食材。

症状

共通症状：手脚冰冷、喜饮温热之物、腹泻、尿量多等。

受寒型的症状：恶寒、头痛、关节疼、肚子痛、咳嗽、流鼻涕等。

阳虚型的症状：容易疲劳、排软便，白天稍微动一下就会出很多汗等。

舌检　舌头发白，舌苔白且湿。

（基础篇）气虚型（参考P26）。

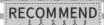

食材

温暖身体的食材（温性或热性）

（入门篇）温性或热性食材（参考 P7）。

驱寒食材（散寒）　紫苏、韭菜、葱、生姜、艾蒿、桂花、烧酒、花椒、胡椒、辣椒、八角。

补阳食材（温阳）　（基础篇）气虚型（参考P26）。

禁忌食材　忌过度摄取刺身等生食，沙拉、思慕雪等降低体温的食物，以及啤酒　（入门篇）寒性或凉性食物（参考 P7）。

体热（积热型、发热型）

体热是体内含"热"的状态。从阴阳平衡的角度来看，体热属于阳盛阴衰。体热分为下列两种。

一种是怕热、体内有余热的"积热型"；另一种是为身体降温的"阴液（血和津液）"不足，导致身体发热的"发热型"。

第21页的"气血津液检查表"中，"血虚""阴虚"处打钩较多的人属于发热型。类型不同，调理方法也不同，请参考下一页及后文描述的特征，分清自己属于哪种类型。

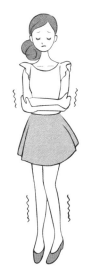

 体寒

体寒分为"受寒型"和"阳虚型"

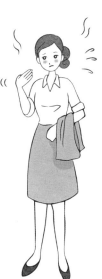

▶◀ 体热

体热分为"积热型"和"发热型"

积热型

能量过剩、喜欢喝酒或喜欢吃辛辣和油腻食物的人，体内的热量就容易积在体内，无法排出。很多体力旺盛的人都属于积热型。还有某些急性疾病（如发热等）也属于这一类。

症状　面部发红、眼睛发红，喜冷饮、易口渴、便秘、皮肤炎症，尿量少近橙色。

舌检　舌头发红，舌苔呈黄色。

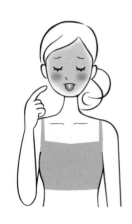

▶◀ 积热型
· · · · · · · · · · · · · · · ·

体力比较旺盛，皮肤容易发炎或长痘痘

RECOMMEND

食材

给身体降温的寒性或凉性食材

入门篇 寒性或凉性食材（参考 P21）。

清除体内余热的食材（清热）薏仁、赤小豆、豆腐、绿豆、芦笋、菊花、黄瓜、牛蒡、西芹、竹笋、上海青、冬瓜、豆芽、生菜、柿子、猕猴桃、西瓜、香蕉、梨、哈密瓜、蛤蜊、螃蟹、海带、羊栖菜、绿茶等。

禁忌食材 油腻食物、甜食、香辛料、酒等。

发热型

这种类型的人体质相对虚弱，因体内为身体降温的水液不足，身体容易发热。

症状　手脚发热、上火，身体渐渐变热、脸颊泛红，喜冷饮、易口渴、易盗汗，有时会出现低热（多发于下午或傍晚）。

舌检　舌头发红，几乎没有舌苔，或舌头上有裂痕。

※属阴虚型。

基础篇 阴虚型（参考P37）。

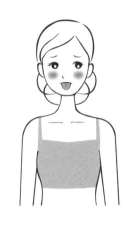

▶◀ 发热型

多数相对较瘦，皮肤干燥

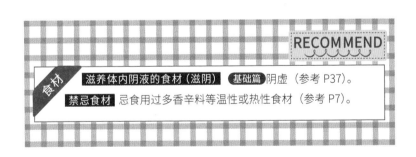

RECOMMEND

食材　滋养体内阴液的食材（滋阴）　基础篇 阴虚（参考 P37）。

禁忌食材　忌食用过多香辛料等温性或热性食材（参考 P7）。

69

● 不同的酒类"寒热"不同？
不同的蔬菜和食用方式"寒热"也不同？

食疗重"阴阳平衡"。食材的属性分为冷却身体的寒性和凉性，以及温暖身体的温性和热性。请先检查一下自己平日的饮食是否偏向于某一方。

比如同样喜欢喝酒，经常喝啤酒和经常喝葡萄酒对身体的影响就不同。啤酒属凉性，会让身体受寒，而葡萄酒属于温性，会让身体暖和。除了啤酒之外，其他大多数酒都属于温性或热性的。另外，生菜、黄瓜、西红柿等可以生吃的蔬菜也属于凉性。经水煮后，其冷却身体的效力会有所减弱，但经常生食或用它们做成沙拉、思慕雪等食用会让身体受寒。

我遇到过一个每天都喝2~3杯葡萄酒的人。他从小就有特应性皮炎，长大后也一直没治好。在检查体质的过程中，我发现他体内有积热、面红、皮肤干燥。因此我建议他减少酒精的摄入，同时多食用寒性或凉性食材。他实践之后，不仅皮肤不再瘙痒了，气色也变好了。

也就是说，如果每天只吃自己喜欢的食物，也有可能令体内的阴阳失衡。

请根据实际情况灵活地采取对策进行改善，以实现身体的阴阳平衡。你可以根据自身的体质或目前的身体状态、季节等，通过改变烹饪方式，调节食材的属性。比如身体容易发冷的人可以将食材煮一下，而不是生吃。

另外，太偏向于某一方也不好。不要因为体寒就只吃温性或热性的食材，也不要因为体内有积热就只吃寒性或凉性的食材。可以在温性或热性的食材中加入平性（既不会温暖也不会冷却身体的性质）的食材或少许寒性或凉性的食材，也可以在寒性或凉性食材中搭配平性的食材或少许温性或热性的食材，以调节阴阳平衡。

● 关于邪气

邪气是损害身体的根源，分为六种。

风邪　一年四季都有，尤属春季最多。容易影响肝。症状多变且易转移，常出现在上半身。会引发头痛、发热、恶寒、喉咙发炎、头晕目眩、身体发麻等症状。

暑邪　多发于夏季，容易影响心。受高温影响，津液容易被大量消耗。会引发高热、多汗、面红、口渴、喘气等症状。

湿邪　多发于潮湿的梅雨季到夏季这段湿气较重的时期，容易影响脾。会引发浮肿、痰、身体沉重乏力、倦怠、关节痛等。症状多现于下半身，且难以治愈。

燥邪　多发于秋季到冬季期间，容易影响肺。会引发咳嗽、眼睛和皮肤干燥、口渴、咳嗽等症状。多出现于上半身。

寒邪　冬季尤其多，容易影响肾。症状多现于下半身。寒邪会减弱身体的温煦能力，阻碍气血的运行，引发身体疼痛。容易出现身体发冷、手脚冰冷、腹部发冷、肚子疼、腹泻等症状。

火邪（热邪）　像火一样燃烧、发热的状态。容易引发脸和眼睛发红、高热、发炎、出血、便秘、心神不宁、失眠等症状。

邪气有外邪和内邪。而且致病原因不仅限于一种，有时是多种同时出现。

各种日常行为对身体的影响

有些日常行为会在无形中给五脏增加负荷，引发失调症状。

**长时间维持同一行为会影响五脏，
消耗与五脏相关的物质，引发疲劳。**

中医阐明日常行为会对人体机能产生一定的消耗，进而影响五脏的平衡。如果你平时会长时间维持某一行为，那么请一定要注意尽量减少该行为，同时补充消耗掉的物质，以便让身体恢复正常。

行动影响

1 过度使用身体

➡ 消耗气，引发气短、出汗、疲劳、消瘦
等症状。

2 过度使用大脑

➡ 增加心和脾的负荷，引发心悸、健忘、
失眠、多梦、食欲不振、腹胀、软便等
症状。

3 缺乏运动

➡ 导致气血运行不畅，进而造成消化器官功能减退，出现没有精神、消瘦、心悸、发胖、呼吸困难以及各种生活习惯病等。

下一页的表中列出了长时间维持某一行为会消耗的物质以及受影响的五脏。

比如，工作需要长时间使用电脑的人，一般会维持"坐"和"看"的行为。这会增加"脾""肝""心"的负荷，消耗"肌肉"和"血"。要想进行改善，请先对照"五脏检查表"（参考P41），检查自己的"脾""肝""心"是否负荷过重。再对照"气血津液检查表"（参考P21），检查"血"是否不足。"脾"是消化器官，只要健康地工作，"肌肉"就能获取充足的营养。"肝"是储藏血的器官，与眼睛有关。而"心"则是负责将血液输送至全身的器官。平时注意补充消耗掉的物质，同时调理受影响的五脏，就可以防止身体失调。当身体和大脑处于适度疲劳的状态时，有利于人体进入深度睡眠。而深度睡眠又能帮助人体更加快速地从疲劳中恢复过来。因用脑过度而感到疲劳的人，可通过适度的运动来让自己进入深度睡眠。请在日常生活中通过适当的运动，改善气血运行，调理身体（气运行不畅的症状体现为气滞：参考P27；血液运行不畅的症状体现为血瘀：参考P32）。

▶◀ 长时间维持某一行为会消耗的身体组织以及受影响的五脏表

行为	负荷过重会消耗的物质	影响最大的五脏
步行	腱、筋	肝
看	血	心
坐	肌肉	脾
睡	气	肺
站	骨	肾

COLUMN

● 疼痛的原因

　　中医认为,气、血、津液运行不畅或不足会引发身体疼痛。人体非常复杂,会同时出现多种失调症状,因此很难明确到底是哪一种。但究其根本,不过就是"不畅和不足"。请记得当身体出现疼痛的时候,可对照上述"长时间维持某一行为会消耗的物质以及受影响的五脏表"进行确认。疼痛有很多种类。根据这些种类,中医可以在一定程度上预测疼痛发生的原因。当疼痛发生时,请参考下列内容进行调理和改善吧。

　　胀痛　带有肿胀、膨胀感的疼痛(参考P27: 气滞)。

　　重痛　湿气阻碍气血运行,给身体带来伴随着沉重乏力之感的疼痛(参考P38: 水滞)。

　　刺痛　针刺般的疼痛(参考P32: 血瘀)。

　　隐痛　咝咝啦啦地疼痛,可以忍受的钝痛。气、血、津液不足时产生(参考P26: 气虚; P31: 血虚; P37: 阴虚)。

　　游走痛　疼痛的位置或时间不固定的移动性疼痛(参考P27: 气滞)。

　　灼痛　伴有灼热感的疼痛〔参考P68: 体热(积热型); P27: 气滞〕。

　　冷痛　伴有冷感的疼痛(参考P66: 体寒)。

脏腑活动时间表

脏腑与时间关系密切，每个脏腑都有各自特别活跃的时间带。脏腑的活跃时间和十二经脉运行的顺序一样。经脉是气血在体内运行的主要通道。十二经脉与五脏六腑以及心包（包裹心脏的外膜）相连，像路线图一样贯通全身，引导气血运行。请参考第77页的表格，根据自然界的法则和脏腑活跃的时间，调整自己每天的生活节奏。另外，如果出现脏器失调，还可在该脏器活跃的时间按压与之相关的穴位，以便获得更好的改善效果。

▶◀ 气血在十二经脉中运行

经络图（正面）

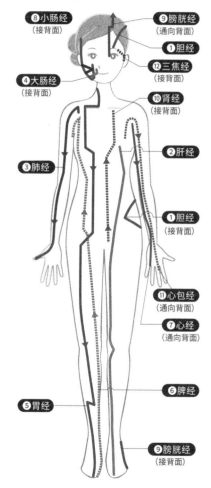

❽小肠经（接背面）

❾膀胱经（通向背面）

❶胆经

❹大肠经（接背面）

❿三焦经（接背面）

❿肾经（接背面）

❸肺经

❷肝经

❶胆经（接背面）

⓫心包经（通向背面）

❼心经（通向背面）

❻脾经

❺胃经

❾膀胱经（接背面）

经络图（侧面）

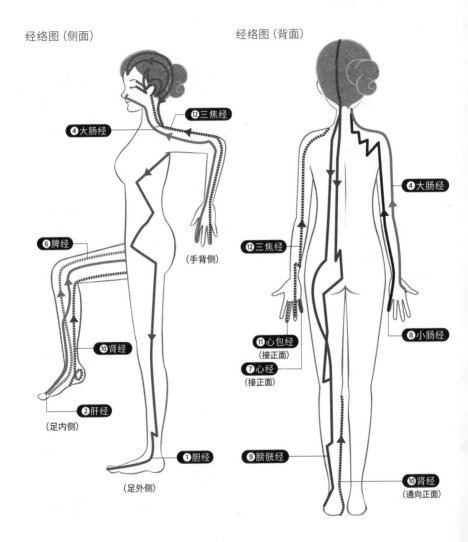

经络图（背面）

⑫三焦经

❹大肠经

❻脾经

（手背侧）

⑩肾经

❷肝经

（足内侧）

❶胆经

（足外侧）

❹大肠经

⑫三焦经

❽小肠经

⑪心包经
（接正面）

❼心经
（接正面）

❾膀胱经

⑩肾经
（通向正面）

时间带	经络	内容	建议
子 23点 1点	❶ 胆经	阴阳交替的重要时间。一般认为只有胆休息好了，其他脏腑才能保持健康。因此保证充足的睡眠十分重要。	睡眠
丑 1点 3点	❷ 肝经	排毒和修复的时间。淘汰老旧血液，生成新鲜血液的时间。通过充足的睡眠滋养肝中的血。	睡眠
寅 3点 5点	❸ 肺经	分配气血的时间。熟睡之后，肺才能分配身体整体的气和血。肺是进行全身新陈代谢的场所，如果这个时间段醒来，意味着体内气血不足。	睡眠
卯 5点 7点	❹ 大肠经	排毒功能最强的时间。排毒有助于保持大肠的健康。这个时间段按摩肠道，可以预防疾病。	起床、排毒
辰 7点 9点	❺ 胃经	早餐时间。身体正常的运作离不开营养。早餐一定要均衡摄取各种营养，切勿空腹。饭后走100步左右有利于消化。	早餐
巳 9点 11点	❻ 脾经	消化、促进运行的时间。这个时间段，脾将饮食物生成气血津液，并让其在体内运行的功能达到最强。所以，辰时吃早饭有利于保持脾健康，还能促进大脑活动。	
午 11点 13点	❼ 心经	阳达到鼎盛，开始转阴的时间。也是用午餐的时间。这个段时间段，应悠闲放松地度过。可仰躺一会儿让身心休息一下。这样也可以让大脑和肝获得充足的血液。	午餐、休息
未 13点 15点	❽ 小肠经	吸收水谷精微的时间。小肠进一步消化从胃输送过来的食物，再将人体所需的营养物质输送到脾，同时将不需要的物质输送至大肠。如果午时补充了充足的营养，小肠的气血就可以正常地运行。	
申 15点 17点	❾ 膀胱经	最适合学习、工作的时间。这段时间营养已经被输送到了大脑，最适合学习和工作，可以做重大的决定、复习早上课堂上学习的内容等。此外，这个时间段还是膀胱排毒的时间。多喝水，可维持身体的健康与活力。	工作、学习、排毒
酉 17点 19点	❿ 肾经	将生命活动的能量储存到肾的时间段。工作结束时喝点白开水，有利于排毒。这段时间是储藏脏腑之"精"的时间，所以晚餐应食用清淡的养肾食物。	排毒、晚餐
戌 19点 21点	⓫ 心包经	开心度过的时间。适度的运动有助于促进消化，放松心情，释放压力。也可改善气血的运行，提高心功能，促进睡眠。因此晚餐后30分钟，可以去散散步。	轻度运动
亥 21点 23点	⓬ 三焦经	准备就寝的时间。三焦是将气和津液运送至全身的场所。睡前可通过泡澡、针灸、足浴、按压穴位等驱散寒冷、去除血瘀。这个时间段睡觉，有助于身体和精神都保持健康的状态。	准备就寝

有助于调理身体的小妙方

身体是由所吃的食物打造而成的。但是想要身体健康，也离不开运动。为了维持基础体力，需要适度地锻炼肌肉。除此之外，我还将介绍一些方法以减少身体的不适。

每天无法全部完成也没关系。请从最容易上手的项目开始吧！

调整骨盆倾斜

骨盆倾斜会导致气血津液运行不畅，内脏的位置发生偏移。

转动骨盆

❶双脚打开，与肩同宽，站直。

❷以肚脐为中心，从右向左转动（前→右→后→左）10次，再从左向右转动（前→左→后→右）10次。1天1～3组。

※注意保持上半身不动。

臀部行走

坐在地上，臀部左右交互向前行走。向前10次，再向后10次为1组，做3组。

排出毒素

排毒有助于改善血液循环，活跃内脏功能，并将老旧废弃物排出体外。

足底按摩

❶将脚放在筋膜棒（擀面杖）上，让它从脚尖开始滚动到脚跟。滚动10次左右。左右交替进行。

❷用筋膜棒（擀面杖）在小腿上来回滚动，效果更佳。

 放松舒缓

有助于放松肌肉，舒缓疼痛，改善气血津液的运行。

拉伸、瑜伽等

阴虚（阴液不足）之人应避免跑步、高温瑜伽等会大量出汗的运动。

冥想

因自律神经紊乱而无法进入深度睡眠或心神不宁时，建议进行冥想。

方法

以放松的姿势坐在地上或椅子上。闭上眼睛，用鼻子呼吸。心中反复默念"曼怛罗（也可自己决定咒语，比如使用单个词语）"。请避开饭后和睡前的时间。

冥想时间

约20分钟。

单鼻孔呼吸

这种呼吸法有助于调节自律神经，醒脑明目，以及改善面部的血液流通。在瑜伽中，它是一种获取阴阳平衡的呼吸法。请以放松的姿势坐下，挺胸收腹收下巴。

❶ 深吸一口气，屏息。先用右手的拇指按住右鼻孔，再用左手的无名指按住左鼻孔。

❷ 松开无名指，用左鼻孔慢慢将气吐尽。

❸ 用左鼻孔吸气，屏息，再用无名指按住左鼻孔。

❹ 松开大拇指，用右鼻孔慢慢将气吐尽。

❺ 用右鼻孔慢慢吸气，屏息，再用右手大拇指按住右鼻孔，通过左鼻孔慢慢将气吐尽。

❻ 重复❶～❺（5分钟左右）。

总结

调整姿势有利于预防气血运行阻滞，打造容易排出毒素（老旧废弃物）的身体。让身体能够通过汗液、呼吸、尿、大便，女性则还会通过月经，将毒素排出体外。因此，请利用单鼻孔呼吸法，或通过运动提高脏腑功能，改善气血津液的运行，打造可以排出毒素的身体吧。这对维持体力和安定心神也有很好的效果。

对症下策 & 自我保养

　　应用篇中将针对各种症状，从食疗、营养学和生活习惯等方面提出改善方法。除了饮食之外，生活习惯对身体的影响也不容小觑。因此请检查一下自己的生活习惯，然后从食疗和营养学两方面出发，找到改善身体不适的对策。因为要想缓解症状，必须先找到引起症状的原因，所以最终的饮食调理还是会回到"基础篇"。

> 阅读说明 每种症状都对应多种证候（即引起症状的原因有多种），这些证候均已在基础篇中介绍过。应用篇中以❶❷❸等数字格式标识的内容代表构成身体的基本物质，即气血津液的相关证候类型和寒热的证候类型，以及调整身体的状态。以①②③等数字格式标识的内容代表五脏失调的证候类型，以及调整身体部位的状态。※ 通用自我保养法是适用于所有证候类型的保养建议。如果想要知道自己的症状是哪个证候引起的，请确认"气血津液检查表（参考 P21）"、"五脏检查表（参考 P41）"、"寒热检查表（参考 P65）"。请从打钩较多的地方，或自己最在意的症状所属的地方开始，逐步进行调理吧！

身体不适

疲劳

过度使用身体会消耗气，从而导致疲劳。油腻的食物需要较长的时间才能消化，会招来"湿"，给制造气、血、津液的脾增加负担，应尽量控制。另外，冷饮、凉菜等生冷食物会让身体受寒，进而消耗气来帮助身体升温。因此，请不要让身体受寒，这样才能改善血液运行和水液代谢，并将老旧废弃物排出体外。

通用的自我保养法

1 保证充足的睡眠

2 少喝冷饮，少吃凉菜和消化时间较长的油炸食物等

3 做好保暖工作，防止双脚变冷

4 放松心情

 ## 疲劳、没有精神

当人体处于疲劳状态时，不仅是身体，内脏功能也会减退。

即便通过饮食等补充营养，也无法有效地制造出构成身体的基本物质。在这种情况下，请不要只寄希望于食补，如果平时运动量大，还应该减少运动，保证充足的睡眠，让身体得到充分的休息。

❶气虚型

推动身体运行的生命能量之源——气不充足，导致身体容易疲劳。

症状　没有干劲、容易感冒、手脚冰冷、饭后立即犯困、胃下垂等。

对策　补气 → **基础篇** 气虚型（参考P26）。

❷气滞型

精神压力导致自律神经无法正常地发挥功能，进而使气的运行变差，造成身体疲劳。

症状　易烦躁、易怒，感觉压力大，经常头痛、肩颈酸痛，经常嗳气、放屁、打嗝，喉咙有异物感等。

对策　改善气的运行 → **基础篇** 气滞型（参考P27）。

❸水滞型

体内有多余水液，令身体感觉沉重乏力，容易疲劳。

症状　浮肿，身体发沉、倦怠无力，容易排软便或腹泻，头晕、恶心想吐，过敏等。

对策　改善津液的运行 → **基础篇** 水滞型（参考P38）。

❶肝失调型

保障气行顺畅的肝受精神压力等的影响，功能减退，从而导致身体容易疲劳。

症状　烦躁，脚抽筋，眼睛出现问题，出现头痛、肩颈酸痛等胀痛，压力大时所有不适症状都会加剧。

对策　增强肝功能 → **基础篇** 肝（参考P45）。

❷脾失调型

随着制造气血的脾功能减弱，气血无法通畅地运行至全身，进而导致身体容易疲劳，水液代谢变差。

症状　食欲不振，容易疲劳，腹胀，饭后立即犯困，排软便，身上经常出现瘀青等。

对策　让脾功能恢复正常 → **基础篇** 脾（参考P53）。

❸肾失调型

肾功能减退导致水液代谢不畅，进而导致身体感觉沉重乏力，容易疲劳。

症状　腰痛、腰腿乏力，耳朵出现问题，衰老加速，浮肿等。

对策　增强肾功能 → **基础篇** 肾（参考P63）。

疲劳分为"身体疲劳"和"精神疲劳"。"身体→精神"或"精神→身体"，无论哪一方先疲劳，最终都会导致两者都疲劳。

精神疲劳的人可以通过冥想、运动、培养兴趣爱好，或者可以去放松身心的地方，逐步恢复精神。

参鸡汤中含有补气的高丽参，以及其他补气食材，是非常不错的选择。

营养学

乳酸是导致身体疲劳的一大物质。而 B 族维生素是缓解疲劳不可或缺的物质。要想缓解身体疲劳或运动导致的疲劳，只需补充 B 族维生素或抑制乳酸生成的柠檬酸即可。可食用秋葵、山药等含黏液的食材。

B 族维生素 糙米、全麦面包、猪肉、鳗鱼、牡蛎等。搭配含有大量大蒜素的大蒜、洋葱等一起食用，还能促进新陈代谢，效果更佳。

柠檬酸 水果、醋等。

精神疲劳的人可补充维生素 C、维生素 E、多酚等抗氧化物质。

维生素 C、维生素 E、多酚 蔬菜、水果等。

穴位

身体疲劳 涌泉穴：位于脚底、脚尖与脚跟连线前三分之一处的凹陷处。按压该穴，可缓解身体疲劳。

精神疲劳 劳宫穴：握拳时中指指尖所碰触的地方即为劳宫穴。按压该穴，可缓解精神疲劳。

参考 **中医小词条** 气虚（脾、肾）、肝气郁结、痰湿

身体不适

眼睛疲劳

眼睛疲劳是由血液、阴液不足或气血运行不畅的"气滞""血瘀"引起的。

肝能储藏血，为眼睛提供营养。而肝和肾又是相生的关系，应同时保养肝和肾。枸杞的性味归经主要是肝肾，本身又是滋补阴液的食材，推荐适量食用。也可以做眼保健操，放松眼部肌肉。阴液滋生于夜晚，我们应保证充足的睡眠。经常睡眠不足的人，请先保证睡眠的时长和质量。

通用的自我保养法

1 保证充足的睡眠

2 定时闭眼休息

➡ 1小时左右1次。

3 用热毛巾或搓热的手掌温暖眼睛

➡ 眼睛充血时，可用冰毛巾冷敷以抑制炎症。

4 按摩眼周、肩颈

眼睛疲劳、干涩

血液和阴液不足会令眼睛缺乏营养，导致眼睛疲劳。气血运行不畅时，营养也无法到达眼睛，从而引起眼睛疲劳。

❶血虚型

滋养眼睛的血液不足，导致眼睛容易疲劳。

症状　脸色苍白或蜡黄，头晕，皮肤干燥，失眠，月经不调等。

对策　补血 → 基础篇 血虚型（参考P31）。

❷阴虚型

滋润身体的阴液不足，使身体容易出现干燥症状。

症状　身体发热、上火，皮肤或眼睛干燥，盗汗、失眠等。

对策　滋补阴液 → 基础篇 阴虚型（参考P37）。

❸气滞型

气行不畅，导致血液运行也变得不畅，无法给眼睛带去营养。

症状　易烦躁、易怒，感觉压力大，经常头痛、肩颈酸痛，经常嗳气、放屁、打嗝，喉咙有异物感等。

对策　改善气的运行 → 基础篇 气滞型（参考P27）。

❹血瘀型

血液运行不畅，无法将营养输送到眼睛。

症状　肤色暗沉、没有光泽，长色斑或雀斑，脚上的血管明显鼓起，月经不调，头痛、肩颈酸痛等。

对策　改善血液运行 → 基础篇 血瘀型（参考P32）。

❶肝失调型

肝是储藏血的器官，而且五行属性和眼睛相同，因此会对眼睛产生影响。

症状　烦躁，脚抽筋，眼睛出现问题，出现头痛、肩颈酸痛等胀痛，压力大时所有不适症状都会加剧。

对策　增强肝功能 → 基础篇 肝（参考P45）。

❷肾失调型

肾负责辅助肝。

症状　腰痛、腰腿乏力，耳朵出现问题，衰老加速，浮肿等。

对策　增强肾功能 → 基础篇 肾（参考P63）。

RECOMMEND

营养学　维生素 A 可以预防眼睛疲劳和干涩。维生素 B$_1$ 有利于缓解眼周肌肉的疲劳。维生素 B$_{12}$ 可以辅助视神经。而花青素也能有效地舒缓眼睛疲劳。维生素 E 可以促进眼部的血液循环，改善眼睛疲劳和干涩。

维生素 A 鳗鱼、动物肝脏、黄绿色蔬菜等。

维生素 B$_1$ 猪肉、鳗鱼、黄豆、糙米等。

维生素 B$_{12}$ 动物肝脏、蛤蜊、秋刀鱼、牡蛎等。

维生素 E 鳗鱼、王菜、杏仁、葵花籽油等。

穴位　带有酸痛的疲劳 风池穴：位于后脑勺的发际线上，脖子中央的筋两边，分别有一个凹陷处，按压会有疼痛感，即为风池穴。按压该穴，可缓解身体不适。

眼睛深处疼痛 太阳穴：从眉毛和外眼角的中间向后大约一指宽，稍微有点凹陷的地方，即为太阳穴。按压该穴，可缓解眼睛疼痛。

参考　**中医小词条**　肝血虚、肝肾阴虚、气滞血瘀

身体不适

肩颈酸痛

造成肩颈酸痛的原因有两个。一个是气血不足，一个是气血运行不畅。应先弄清楚自己肩颈酸痛的原因到底是哪种。

和眼疲劳一样，长时间维持相同的姿势时，应适当地休息一下。可以动动身体，做做拉伸，促进气血的运行。

转动胳膊肘时，双脚打开，与肩同宽，然后将双手手指的指尖放在肩膀上，按照前→上→后→下的顺序，缓缓地转动胳膊肘。转动时要让肩胛骨有活动的感觉。

先向前做10次，然后向后再做10次。

通用的自我保养法

1 转动胳膊肘，放松肩膀

　　➡ 要让肩胛骨有活动的感觉。

2 定时闭眼休息

3 不要长时间维持相同的姿势，应适当地休息一下

4 让眼睛放松

消除浮肿、改善体寒

肝具有推动气行的作用。肝功能失调也会导致肩颈酸痛。压力大的人可以用柑橘类的香薰促进气的运行，以缓解压力。

因体寒而肩颈酸痛的人建议为颈部保暖。在饮食上，为了不让身体受寒，应尽量避免生冷食物，可采用过火煮的烹调方式。

气虚型的人如果还出现了浮肿症状，可食用能够缓解水滞的食材。锁骨浮肿、脸浮肿的人尤其需要注意。消除浮肿有利于改善体寒，改善血液运行。盐分、糖类、脂肪摄取过多，会让血液运行变差，应严格加以控制。

❶气虚型

血液运行因气不足而不畅，导致肩颈酸痛。

症状　没干劲，容易感冒，手脚冰冷，饭后立即犯困，胃下垂等。

对策　补气 → 基础篇 气虚型（参考P26）。

❷血虚型

血液不足导致肌肉的营养状态差，进而导致肩颈酸痛。

症状　脸色苍白或蜡黄，头晕，皮肤干燥，失眠，月经不调等。

对策　补血 → 基础篇 血虚型（参考P31）。

❸气滞型

气行停滞，使肩颈变得僵硬。

症状　烦躁、易怒，感觉压力大，头痛，经常嗳气、放屁、打嗝，喉咙有异物感等。

对策　改善气的运行 → 基础篇 气滞型（参考P27）。

❹血瘀型

血行不畅，导致肌肉僵硬、肩颈酸痛。

症状　肤色暗沉、没有光泽，长色斑或雀斑，脚上的血管明显鼓起，月经不调，头痛等。

对策　改善血的运行 → 基础篇 血瘀型（参考P32）。

❺水滞型

体内的多余水液阻碍气血运行，导致肩颈酸痛。

症状　浮肿，身体发沉、倦怠无力，容易排软便或腹泻，头晕、恶心想吐，过敏等。

对策　改善津液的运行 → 基础篇 水滞型（参考P38）。

❻体寒（受寒）型

身体受寒导致血行不畅，引起肩颈酸痛。

症状　手脚冰冷、脸色苍白，喜饮温热之物，容易排软便或腹泻，尿量多且颜色淡。

对策　温暖身体。

→ 入门篇 食物性质之温性或热性（参考P7）。

→ 基础篇 体寒（参考P66）。

❶肝失调型

肝功能失调导致气行不畅，进而引起肩颈酸痛。

症状　烦躁，脚抽筋，眼睛出现问题，出现头痛、肩颈酸痛

等胀痛，压力大时所有不适症状都会加剧。

对策　增强肝功能 → 基础篇 肝（参考P45）。

营养学　血液循环变差，使致疲劳物质乳酸和老旧废弃物滞留在体内，这种状态就会引发肌肉酸痛。此时，应积极地补充具有缓解疲劳作用的维生素 B_1，以及具有扩张血管、促进血液循环功效的维生素 E。防止生成乳酸的柠檬酸也有很好的效果。另外，辣椒素和姜辣素具有发汗的功效，可以促进血液循环，食用辣椒和生姜也是不错的选择。

维生素 B_1　猪肉、鳗鱼、黄豆、糙米、葵花籽油等。

维生素 E　鳗鱼、王菜、杏仁、葵花籽油等。

柠檬酸　水果、醋等。

穴位　肩颈酸痛的特效穴位 肩井穴：手从乳头开始向上推，到达肩膀最高的地方，即为肩井穴。按压该穴，可缓解肩颈酸痛。

血液运行不畅 血海穴：位于膝盖骨内侧上角向上三指宽的地方。按压该穴，可促进血液循环。

精神压力 太冲穴：从大脚趾和二脚趾的中间向上推，碰触到骨头的地方，即为太冲穴。按压该穴，可缓解精神压力。

参考　**中医小词条**　气虚、血虚、气血两虚、气滞、血瘀、寒湿

慢性头痛

头痛有急性、慢性之分。感冒时的头痛属于急性头痛，疲劳、血液运行不畅等原因造成的头痛属于慢性头痛。

这个章节主要讲解慢性头痛。

导致头痛的原因或机理不同，体现出来的症状也会有所不同。位置几乎不变，且一跳一跳的疼痛是由血液运行不畅引起的。而伴有身体沉重乏力的疼痛则是因为水液代谢差。

除此之外，血液不足会引发伴有眩晕和精神恍惚的疼痛。气行不畅会让人一有压力就感觉身体胀痛。而烦躁、生气时的头痛则可能是阴液不足引起的。

通用的自我保养法

1 消除肩颈酸痛

2 让眼睛休息

3 不逞强，不忍耐

不逞强、不忍耐

拉伸运动有利于改善血液运行，预防头痛。你可以试着左右扭动脖子，或将双肩紧紧向上提起，再迅速放下。长期饱受体寒，或是过度使用身体，会让症状变得更严重，请尽量不要忍耐和逞强。另外，可以将头痛时的状况具体记录下来，以便找到头痛的诱因。

❶血虚型

体内血液不足，会导致输送到大脑的血液和营养不足，从而引发头痛。血虚导致的头痛体现为钝痛，多发于傍晚或夜间。

症状　脸色苍白或蜡黄，头晕，皮肤干燥，失眠，月经不调等。

对策　补血 →（基础篇）血虚型（参考P31）。

❷阴虚型

大脑又被称为"髓海"，是"髓"聚集的地方。阴液不足会导致髓不足，进而引发头痛。

症状　身体发热、上火，皮肤或眼睛干燥，盗汗、失眠等。

对策　滋补阴液 →（基础篇）阴虚型（参考P37）。

❸气滞型

如果气运行不畅，就无法把血液输送到大脑，导致大脑营养不足，进而引发头痛。

症状　易烦躁、易怒、感觉压力大，经常头痛、肩颈酸痛，经常嗳气、放屁、打嗝，喉咙有异物感等。

对策　改善气的运行 → （基础篇）气滞型（参考P27）。

❹血瘀型

血液运行不畅，就无法到达大脑，导致大脑营养不足，进而引发头痛。

症状　肤色暗沉、没有光泽，长色斑或雀斑，脚上的血管明显鼓起，月经不调，头痛、肩颈酸痛等。

对策　改善血的运行 → （基础篇）血瘀型（参考P32）。

❺水滞型

体内积湿，引发伴随身体沉重无力的头痛。

症状　浮肿，身体发沉、倦怠无力，容易排软便或腹泻，头晕、恶心想吐，过敏等。

对策　改善津液的运行 → （基础篇）水滞型（参考P38）。

❶肝失调型

自律神经因压力等原因发生紊乱，导致气血运行不畅，进而引发头痛。

症状　烦躁，脚抽筋，眼睛出现问题，出现头痛、肩颈酸痛等胀痛，压力大时所有不适症状都会加剧。

对策　增强肝功能 → （基础篇）肝（参考P45）。

❷脾失调型

脾功能减退，导致湿滞留在体内，进而引发头痛。

症状　食欲不振，容易疲劳，腹胀，饭后立即犯困，排软

便，身上经常出现瘀青等。

　　对策　让脾功能恢复正常 → 基础篇 脾（参考P53）。

RECOMMEND

营养学　　具有促进血液运行功效的维生素 C 和维生素 E，具有扩张血管功效的烟酸都能有效地缓解头痛。B 族维生素和镁则有助于缓解偏头痛。

维生素C 红彩椒、西蓝花、柿子等新鲜的蔬菜和水果。

维生素E 鳗鱼、王菜、杏仁、葵花籽油等。

烟酸 动物肝脏、金枪鱼、青花鱼、鸡胸肉、花生等。

B 族维生素 糙米、全麦面包、猪肉、鳗鱼、牡蛎等。

镁 杏仁、羊栖菜、干裙带菜、黄豆、纳豆等。

穴位　　头部两侧疼痛 头维穴：位于额角发际线略向上的地方。按压该穴，可缓解头疼。

头顶疼痛 百会穴：位于头顶和两耳尖连线的交叉处。按压该穴，可缓解头疼。

颈部酸痛 风池穴、天柱穴：后脑勺发际线上，脖子中央的筋两边的凹陷处即为风池穴。从风池穴向内侧移动 1 指的距离，到达脖子粗筋上的那个地方即为天柱穴。按压该穴，可缓解颈部酸痛。

偏头痛 足临泣穴：从脚背第四趾和小趾的中间向上推，直至碰到骨头的地方，即为足临泣穴。按压该穴，可缓解偏头痛。

参考 中医小词条 血虚、肝阳上亢、血瘀、痰浊、肝郁气滞

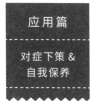

身体不适

腰痛

腰痛受环境因素等影响可分成两种。一种是"湿、寒、热"造成的，一种是血液运行不畅，肾功能减退引发的。因后者原因导致腰痛的人中，如果同时感觉体寒，则可搭配食用能够温暖身体（温阳）的食材（参考P26），这样效果更佳。如果感觉身体发热，则应搭配滋润身体（滋阴）的食材（参考P37）一同食用。

无论属于哪种类型，平时都应该时刻注意保持正确的坐姿和站姿。

通用的自我保养法

1 时刻保持正确的姿势

2 锻炼腹肌和背肌

3 不跷二郎腿

 锻练腹肌和背肌

预防腰痛，运动也很重要。可以通过做平板支撑来锻炼腹肌

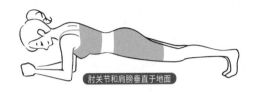

肘关节和肩膀垂直于地面

和背肌。（平板支撑：先摆好俯卧撑的姿势，再用双肘撑地，使
大臂垂直于地面。从头部到臀部，必须保持在同一条直线上。保
持这个姿势，自然呼吸30~60秒。要注意腹部不要下塌，臀部也不
要上拱。）

❶气虚型、阳虚型

气不足，导致其温暖身体和推动气血运行的作用都减弱。除
此之外，还会导致身体无法制造气血，致使营养无法到达肌肉，
从而引发腰痛。

症状　没干劲，容易感冒，手脚冰冷，饭后立即犯困，胃下
垂等。

对策　补气 → 基础篇 气虚型（参考P26）。

❷血瘀型

因长时间保持相同的姿势，血液运行变差，引起疼痛。这种
情况大多伴有刺痛，而且到了傍晚或夜间，症状容易加剧。

症状　肤色暗沉、没有光泽，长色斑或雀斑，脚上的血管明
显鼓起，月经不调，头痛、肩颈酸痛等。

对策　改善血的运行 → 基础篇 血瘀型（参考P32）。

❸水滞型

湿遇上寒或热，一同阻碍气血的运行，引发腰痛。

症状　浮肿，身体发沉、倦怠无力，容易排软便或腹泻，头晕、恶心想吐，过敏等。

对策　改善津液的运行 → **基础篇** 水滞型（参考P38）。

❹体寒（受寒、阳虚）型

淋雨或出汗后身体受寒，且周围环境湿度较高。此时，温暖身体的气又不足，导致湿寒相遇，一同阻碍气血的运行，进而引发腰痛。当身体变暖后，疼痛会有所缓解。

症状　手脚冰冷、脸色苍白，喜饮温热之物，容易排软便或腹泻，尿量多且颜色淡。

对策　温暖身体。

→ **入门篇** 食物性质之温性或热性（参考P7）。

→ **基础篇** 阳虚型（参考P26）、体寒（参考P66）。

❺体热（积热）型

湿热结合，阻碍气血运行，引发腰痛。腰部有沉重感，能感受到热。冷却后，疼痛会有所缓解。

症状　口渴，面色泛红、眼睛发红，便秘，皮肤发炎等。

对策　排出体内余热。

→ **入门篇** 食物性质之寒性或凉性（P7）。

→ **基础篇** 体热（积热型）（参考P68）。

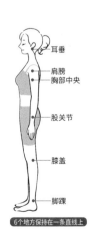

耳垂
肩膀
胸部中央
股关节
膝盖
脚踝

6个地方保持在一条直线上

❶肾失调型

肾和腰关系密切，如果肾功能减退，腰腿功能也会随之变弱，引发腰痛。疲劳时，症状会加剧。

症状　腰痛、腰腿乏力，耳朵出现问题，衰老加速，浮肿等。

对策　增强肾功能 → 基础篇 肾（参考P63）。

RECOMMEND

营养学　　肌肉紧张僵硬会让血液运行变差，引发腰痛。由于体内堆积致疲劳物质乳酸和老旧废弃物，可以积极地补充具有缓解疲劳功效的维生素 B_1，以及具有扩张血管、促进血液循环功效的维生素 E。此外，强化肌肉、肌腱和韧带等也可以带来良好的效果。除了蛋白质以外，还可以食用含有胶原蛋白的食物或能促进胶原蛋白合成的维生素 C。

维生素 B_1　猪肉、鳗鱼、黄豆、糙米等。

维生素 E　鳗鱼、王菜、杏仁、葵花籽油等。

胶原蛋白　比目鱼、鸡皮、牛筋、猪蹄等（鱼肉的皮或骨头）。

维生素 C　红彩椒、西蓝花、柿子等新鲜的蔬菜和水果。

穴位　　腰痛的特效穴 肾俞穴：将手放在与肚脐同一水平线上的两侧腰骨处，大拇指所碰触的地方即为肾俞穴。按压该穴，可缓解腰痛。

连脚部都乏力时 委中穴：位于膝盖后面腘横纹的正中。按压该穴，可缓解双脚无力。

连臀部都疼痛时 环跳穴：位于臀部外侧，用力收紧就会凹陷的地方。按压该穴，可缓解身体不适。

疼到无法动弹时 腰痛点：位于手背，分别从食指和中指之间，无名指和小指之间向手腕方向推，骨头上按压会有痛感的地方，即为腰痛点。按压该穴，可缓解腰部疼痛。

参考　**中医小词条**　血瘀、湿热、寒湿、肾虚

身体不适

失眠

　　心掌管中枢神经系统，影响精神的稳定。肝掌管自律神经系统。脾与忧思、烦恼等情感息息相关。因此，中医认为，失眠和这三种脏器的功能，以及肾的阴液和心热之间的平衡有关。如果心的气血津液不充足，就无法将营养输送至全身，最终导致心神不宁，无法入眠。这种类型的失眠患者虽然睡不着，但尚可安然地躺在床上。还有一种失眠患者是由于气行不畅，体内残留多余的湿或热造成的。这种类型的人不仅睡不着，而且根本无法安然地躺在床上，甚至想要起来。压力大、酗酒、过饮过食等会导致体内积湿或积热，请重新审视一下自己平日的生活吧。

通用的自我保养法

1. 睡前不用手机和电脑

2. 泡澡

3. 少食用消化时间长的食物

用适度的身体疲劳放松身心

一直看手机、电脑，或一直身处明亮的房间，都会让大脑处于兴奋的状态。睡前可以泡泡澡、听听音乐、点个香薰，让身体放松下来。平时运动量少的人可以通过适度的运动让身体感到疲劳，从而促进人体快速进入睡眠。另外，早起沐浴朝阳，调整生物钟也是个不错的方法。食用消化时间长的食物后，身体会变得难以恢复。特别是晚餐吃得较晚的人，更应食用容易消化的食物。

在食疗中，人们经常使用糙米、小麦、大枣、杏仁、上海青、百合、桂圆、蛤蜊、牡蛎等食材来安定心神。

咖啡、红茶、绿茶等饮品中含有咖啡因，会让大脑兴奋，下午3点之后，应控制饮用。

❶气虚型

气不足，无法制造血，导致心神不宁，难以入眠。

症状　没干劲，容易感冒，手脚冰冷，饭后立即犯困，胃下垂等。

对策　补气 → **基础篇** 气虚型（参考P26）。

❷血虚型

安定心神的血不足，导致失眠。

症状　脸色苍白或蜡黄，头晕，皮肤干燥，失眠，月经不调等。

对策　补血 → **基础篇** 血虚型（参考P31）。

❸阴虚型

阳入于阴则寐，意为阳气收敛，入于阴血，就睡着了。当阴液不足时，阴阳失衡，自然容易失眠。这种类型的人经常感觉烦躁、焦虑，而且睡眠时间短。

症状　身体发热、上火，皮肤或眼睛干燥，盗汗、失眠等。

对策　滋补阴液 → **基础篇** 阴虚型（参考P37）。

❹气滞型

气行不畅，令人烦躁，难以入睡。这类型的人往往睡眠浅，且多梦易醒。

症状　易烦躁、易怒，感觉压力大，经常头痛、肩颈酸痛，经常嗳气、放屁、打嗝，喉咙有异物感等。

对策　改善气的运行 → **基础篇** 气滞型（参考P27）。

❺水滞型

体内积湿生热，令人烦躁、胸闷、有痰。这类型的人往往睡眠浅，且多梦易醒。

症状　浮肿，身体发沉、倦怠无力，容易排软便或腹泻，头晕、恶心想吐，过敏等。

对策　改善津液的运行 → **基础篇** 水滞型（参考P38）。

❻体热（积热）型

体内积热，令人烦躁，进而导致大脑兴奋，难以入睡。

症状　口渴，面色泛红、眼睛发红，便秘，皮肤发炎等。

对策　清除体内余热。

→ **入门篇** 食物性质之寒性或凉性（参考P7）。

→ **基础篇** 体热（积热型）（参考P68）。

❶肝失调型

气行受到阻滞，使人感到烦躁，神经兴奋，从而难以入睡。这种类型的人睡眠时间短，且多梦易醒。

症状　烦躁，脚抽筋，眼睛出现问题，出现头痛、肩颈酸痛等胀痛，压力大时所有不适症状都会加剧。

对策　增强肝功能 → 基础篇 肝（参考P45）。

❷心失调型

心缺乏营养，令人感到焦躁、不安，又或者胸闷气燥，令人难以入睡。

症状　心悸，失眠，健忘，多梦，心神不宁等。

对策　增强心功能 → 基础篇 心（参考P49）。

❸脾失调型

消化器官的功能会因心神不宁或思虑过多而减退，无法制造气和血，致使营养无法输送到心，从而引发失眠。

症状　食欲不振，容易疲劳，腹胀，饭后立即犯困，排软便，身上经常出现瘀青等。

对策　让脾功能恢复正常 → 基础篇 脾（参考P53）。

❹肾失调型

肾中的阴液（阴）不足，无法为心中的热（阳）降温，从而导致失眠。

症状　腰痛、腰腿乏力，耳朵出现问题，衰老加速，浮肿等。

对策　增强肾功能 → 基础篇 肾（参考P63）。

营养学　　5- 羟色胺能够促进睡眠、安定心神。如果经常失眠，建议补充能够生成 5- 羟色胺、放松大脑的色氨酸。色氨酸生成 5- 羟色胺时需要维生素 B_6，可同时补充。

色氨酸　牛奶、奶酪、豆制品、香蕉等。

维生素 B_6　鸡胸肉、大蒜、三文鱼、金枪鱼、秋刀鱼等。

穴位　　**因烦躁无法入睡**　太冲穴：从大脚趾和二脚趾的中间向上推，碰触到骨头的地方，即为太冲穴。按压该穴，可改善入睡困难。

因精神疲劳无法入睡　鸠尾穴：位于心窝正下方肋骨的下方。按压该穴，可缓解压力，改善入睡困难。

参考　**中医小词条**　肝郁化火、痰热内扰、阴虚火旺、心胆气虚、心脾两虚

身体不适

困倦

导致困倦的原因有三种。一是生命能量之源——气不足；第二是体寒；三是体内堆积多余水液——湿。饭后立即犯困是因为气跑到了脾，致使大脑活动所需的气不足。要想消除困倦，除了增加补气、健脾食材外，细嚼慢咽和保暖也很重要。

晚餐吃得太油腻，会增加消化时间，导致脾在睡觉时也不得不工作。不仅如此，油腻的食物和甜食还会阻碍水液代谢。体寒也会导致水液代谢变差，平日里应尽量避免喝冷饮。同时，还要增强保暖意识，多喝温热的饮料。

通用的自我保养法

1 少吃油腻和甜腻的食物

2 细嚼慢咽

3 做好保暖工作

 ## 困倦的原因是虚弱

造成困倦的原因有体质虚弱、消化器官虚弱、疲劳、睡眠不足等。这些情况都会让身体陷入气虚的状态，无法给大脑提供充足的气，从而导致困倦。

❶气虚型、阳虚型

气是生命能量之源，如果气不足，身体就没有足够的力气维持各项活动，容易犯困。此外，温暖身体的能力减弱也会引起困倦。

症状　没干劲，容易感冒，手脚冰冷，饭后立即犯困，胃下垂等。

对策　补气 → **基础篇** 气虚型（参考P26）。

❷水滞型

体内积湿，增加了脾的负荷，导致气行变差，无法将充足的营养输送到大脑，从而引起困倦。

症状　浮肿，身体发沉、倦怠无力，容易排软便或腹泻，头晕、恶心想吐，过敏等。

对策　改善津液的运行 → **基础篇** 水滞型（参考P38）。

❸体寒（受寒、阳虚）型

身体因温暖身体的气不足等原因而发冷，导致身体和大脑的活动都变得迟钝，令人容易犯困。

症状　手脚冰冷、脸色苍白，喜饮温热之物，容易排软便或腹泻，尿量多且颜色淡。

对策　温暖身体。

→ **入门篇** 食物性质之温性或热性（参考P7）。

→ **基础篇** 阳虚型（参考P26）、体寒（参考P66）。

❶脾失调型

体内堆积着多余的水液——湿，导致脾功能下降，气无法运行到大脑，进而导致犯困。

症状　食欲不振，容易疲劳，腹胀，饭后立即犯困，排软便，身上经常出现瘀青等。

对策　让脾功能恢复正常 → 基础篇 脾（参考P53）。

❷肾失调型

储存在肾中的可以温暖身体的"火种"减少，导致体寒、容易犯困。

症状　腰痛、腰腿乏力，耳朵出现问题，衰老加速，浮肿等。

对策　增强肾功能 → 基础篇 肾（参考P63）。

RECOMMEND

营养学 营养不足有时也会导致容易犯困。建议补充消除疲劳效果好，且可以将糖转化为能量的维生素 B_1，以及给身体输送氧气时必不可缺的铁。氧气不足，细胞活力就会降低，从而导致容易犯困。

维生素 B_1 猪肉、鳗鱼、黄豆、糙米等。

铁 动物肝脏、红肉、沙丁鱼、金枪鱼、萝卜干、油菜、菠菜等。

※ 动物性食材铁的吸收率更好。

穴位 **早上起不来时** 攒竹穴：位于眉头，按压后会稍微凹陷的地方。按压该穴，可帮助快速清醒，尽快起床。

身体乏力 中冲穴：位于中指靠近食指一侧的指甲根部。按压该穴，可缓解身体不适。

抑制打哈欠 水沟穴：位于鼻唇沟的中点。按压该穴，可缓解身体不适。

参考　**中医小词条** 脾胃虚弱、湿困脾阳、肾虚

身体不适

头晕

头晕的症状多种多样，有的感觉眼花，有的感觉意识不清，有的走路摇摇晃晃，有的则会身体感觉软绵绵的。

造成头晕的原因有两种。一种是气血津液不足，另一种是体内有余热或痰湿，从而让气血津液运行不畅。请先确认自己是属于哪一种类型。

对于气血津液不足的人而言，保证充足的睡眠，让身体得到休息最为重要。而气血津液运行不畅的人，则应多做拉伸或其他运动，以祛除热和痰湿。

头晕还有可能是由身体大疾病引起的，建议最好去医院检查一下。

通用的自我保养法

1 保证充足的睡眠

2 拉伸

3 不要摄取过多水分

不要摄取过多水分

　　水分摄取过多，体内多余的水液就会增加，使头晕更加严重。冰凉的饮料更是会让消化器官受寒，降低消化功能。体内有多余水液的水滞之人、气不足导致水液代谢变差的气虚之人、脾功能能弱的人尤其需要注意。

　　❶气虚型

　　气是生命能量之源。当气不足时，就无法将血输送至大脑，从而引起头晕。

　　症状　没干劲，容易感冒，手脚冰冷，饭后立即犯困，胃下垂等。

　　对策　补气 → **基础篇** 气虚型（参考P26）。

　　❷血虚型

　　血是大脑的营养。血不足时会导致头晕。

　　症状　脸色苍白或蜡黄，头晕，皮肤干燥，失眠，月经不调等。

　　对策　补血 → **基础篇** 血虚型（参考P31）。

　　❸阴虚型

　　阴液不足，无法抑制热，导致气上升，身体上火，出现头晕症状。

　　症状　身体发热、上火，皮肤或眼睛干燥，盗汗、失眠等。

　　对策　滋补阴液 → **基础篇** 阴虚型（参考P37）。

　　❹气滞型

　　气行不畅，又带热上升，引起头晕。

症状　易烦躁、易怒，感觉压力大，头痛、肩颈酸痛，经常嗳气、放屁、打嗝，喉咙有异物感等。

对策　改善气的运行 → **基础篇** 气滞型（参考P27）。

❺水滞型

体内积湿，阻碍气的运行，使大脑无法获得充足的营养，从而引起头晕。

症状　浮肿，身体发沉、倦怠无力，容易排软便或腹泻，头晕、恶心想吐，过敏等。

对策　改善津液的运行 → **基础篇** 水滞型（参考P38）。

❻体热（积热）型

体内的热无法散发出去，致使血液上升到大脑，引起头晕。

症状　口渴，面色泛红、眼睛发红，便秘，皮肤发炎等。

对策　清除体内余热。

→ **入门篇** 食物性质之寒性或凉性（参考P7）。

→ **基础篇** 体热（积热型）（参考P68）。

❶肝失调型

肝因为压力或紧张等原因无法正常地调节气血的运行，导致体内生热，引发头晕。

症状　烦躁，脚抽筋，眼睛出现问题，出现头痛、肩颈酸痛等胀痛，压力大时所有不适症状都会加剧。

对策　增强肝功能 → **基础篇** 肝（参考P45）。

❷脾失调型

脾功能虚弱，无法制造气和血，导致身体机能衰退、营养不足、水液代谢变差，进而引发头晕。

症状　食欲不振，容易疲劳，腹胀，饭后立即犯困，排软便，身上经常出现瘀青等。

对策　让脾功能恢复正常 → 基础篇 脾（参考P53）。

❸肾失调型

精不足，导致大脑营养不足，进而引发头晕。

症状　腰痛、腰腿乏力，耳朵出现问题，衰老加速，浮肿等。

对策　增强肾功能 → 基础篇 肾（参考P63）。

RECOMMEND

营养素　应大量补充B族维生素。特别是维生素B_{12}，它具有改善末梢神经代谢的功效，经常被用作治疗头晕的药物。

B族维生素 糙米、全麦面包、猪肉、鳗鱼、牡蛎等。

维生素B_{12} 动物肝脏、蛤蜊、秋刀鱼、青花鱼、牡蛎等。

穴位　耳鸣 中渚穴：位于手背，从无名指和小指之间向上推，碰到骨头的地方，即为中渚穴。按压该穴，可缓解耳鸣。

身体疲软乏力的头晕 风池穴：位于后脑勺的发际线上，脖子中央的筋两边，分别有一个凹陷处，按压下去会有痛感，即为风池穴。按压该穴，可缓解头晕。

因血压变化造成的头晕 太溪穴：位于内脚踝后方的凹陷处。按压该穴，可缓解头晕。

参考　**中医小词条**　气血两虚、痰湿、肝阳上亢、肝火上炎、肾虚

身体不适

健忘、记忆力下降

大脑是骨头中的"髓"集中的地方，也被称作"髓海"。

髓由精生成，因此滋养肾精（秉承于父母的先天之精和从食物中获取的水谷精微化生出的后天之精相互融合，储存在肾中，即为肾精）非常重要。

除此之外，气血不足，或运行不畅也会造成健忘和记忆力下降。

请保证充足的睡眠，让身体机能从疲劳中恢复过来。

也可以多走走路，促进大脑的血液运行。

通用的自我保养法

1 保证充足的睡眠

2 多走走路

3 细嚼慢咽

 核桃最为补脑

核桃形似大脑，被认为有益于"健脑（激发大脑活力）"。

你可以在日常饮食或零食中有意识地摄入核桃。但是，核桃的热量很高，不建议吃得太多。
另外，核桃虽然含有丰富的优质
脂肪，但容易氧化，因此开封后
应尽早食用。

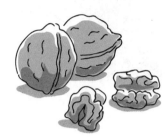

另外，吃饭时细嚼慢咽有
利于改善大脑的血液运行，促进消化。

❶气虚型

气不足，无法制造气和血，也就无法为身体提供充足的营养，最终导致健忘、记忆力下降。

症状　没干劲，容易感冒，手脚冰冷，饭后立即犯困，胃下垂等。

对策　补气 → 基础篇 气虚型（参考P26）。

❷血虚型

血不足，导致大脑无法获得充足的营养，从而出现健忘、记忆力下降的症状。

症状　脸色苍白或蜡黄，头晕，皮肤干燥，失眠，月经不调等。

对策　补血 → 基础篇 血虚型（参考P31）。

❸阴虚型

阴液不足，无法满足大脑的需求，从而导致健忘、记忆力下降。

症状　身体发热、上火，皮肤或眼睛干燥，盗汗、失眠等。

对策　滋补阴液 → 基础篇 阴虚型（参考P37）。

❹血瘀型

血行不畅，导致营养无法输送至大脑，从而导致健忘、记忆力下降。

症状　肤色暗沉、没有光泽，长色斑或雀斑，脚上的血管明显鼓起，月经不调，头痛、肩颈酸痛等。

对策　改善血的运行 → **基础篇** 血瘀型（参考P32）。

❺水滞型

压力等原因加重了脾的负荷，导致水液代谢变差，形成痰。痰和气一起上逆，导致健忘、记忆力下降。

症状　浮肿，身体发沉、倦怠无力，容易排软便或腹泻，头晕、恶心想吐，过敏等。

对策　改善津液的运行 → **基础篇** 水滞型（参考P38）。

❶心失调型

心缺乏营养或滋润，就会让精神活动、思考能力等功能减退，进而导致健忘、记忆力下降。

症状　心悸，失眠，健忘，多梦，心神不宁等。

对策　增强心功能 → **基础篇** 心（参考P49）。

❷脾失调型

脾制造气血津液。脾弱，则无法制造气血，营养便无法输送至大脑，从而导致健忘、记忆力下降。

症状　食欲不振，容易疲劳，腹胀，饭后立即犯困，排软

便，身上经常出现瘀青等。

对策　让脾功能恢复正常 → 基础篇 脾（参考P53）。

❸肾失调型

肾是储藏生命之源——精的场所。而大脑活动又取决于精。当肾功能随着年龄增长而衰退时，精就会不足，便会导致健忘、记忆力下降。

症状　腰痛、腰腿乏力，耳朵出现问题，衰老加速，浮肿等。

对策　增强肾功能 → 基础篇 肾（参考P63）。

RECOMMEND

营养学　让大脑获得充足的氧气和营养十分重要。建议补充具有抗氧化作用的维生素C、维生素E、EPA、DHA以及银杏叶中含有的银杏内酯、大豆卵磷脂。

维生素C 红彩椒、西蓝花、柿子等新鲜的蔬菜和水果。

维生素E 鳗鱼、王菜、杏仁、葵花籽油等。

EPA、DHA 青花鱼、竹笋鱼、鲣鱼等青背鱼。

穴位　**年龄增长引起的** 太溪穴：位于内脚踝后方的凹陷处。按压该穴，可改善由年龄增长引起的健忘、记忆力下降。

血液运行不畅引起的 血海穴：位于膝盖骨内侧上角向上三指宽的地方。按压该穴，可改善由血液运行不畅引起的健忘、记忆力下降。

血液运行阻滞引起的 丰隆穴：位于外脚踝和膝盖外侧向外突出的骨头（腓骨）的连线中点，略微靠近胫骨的肌肉凹陷处。按压该穴，可改善由血液运行阻滞引起的健忘、记忆力下降。

体内积热引起的 合谷穴：位于大拇指和食指之间，骨头相碰的地方。按压该穴，可改善由体内积热引起的健忘、记忆力下降。

参考　**中医小词条**　心脾两虚、血瘀、肾阴虚、痰浊扰心

身体不适

口腔溃疡

　　导致口腔溃疡的原因有很多，有的是细菌感染，有的是食物的物理刺激，有的则是压力过大、疲劳或营养不良等造成的。中医认为口腔溃疡是由热引发的。压力大、食用辛辣的食物，或饮用酒等让身体发热的饮品，会让体内堆积湿或热，引发口腔溃疡。

　　除此之外，作为生命能量之源的气或滋润身体的阴液不足，也会让身体积热，引发口腔溃疡。

　　因此，首先必须判断自己的口腔溃疡是因余热引发的还是因滋润不够引发的。

通用的自我保养法

1 控制油腻、辛辣的食物以及酒的摄入

2 勤漱口

3 保证充足的睡眠

远离让身体发热的食物

无论是哪一种类型，原因都是"热"。请尽量控制会让身体发热的油腻、辛辣食物和酒的摄入。

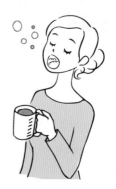

太烫的食物或坚硬的食物会刺激口腔溃疡，请尽量等食物冷却一点后再食用，或在烹饪时将食物煮得软烂一点，也可以将食材切成小块。

勤漱口有利于杀菌，频繁地喝水也可以抑制口腔内细菌繁殖。另外，喝绿茶也具有杀菌效果，还能为人体清除余热。

洗澡时间太长会让身体发热，应尽量避免。

❶气虚型

气不足，就无法很好地发热或散热，从而引起口腔溃疡。这种类型的人经常在疲劳的时候，或去旅游的时候患口腔溃疡。而且容易反复，难以治愈。

症状　没干劲，容易感冒，手脚冰冷，饭后立即犯困，胃下垂等。

对策　补气 → 基础篇 气虚型（参考P26）。

❷阴虚型

身体缺乏滋润，导致口腔内干燥，从而引发口腔溃疡。

症状　身体发热、上火，皮肤或眼睛干燥，盗汗、失眠等。

对策　滋补阴液 → 基础篇 阴虚型（参考P37）

❸水滞型

体内堆积湿，生成热，进而引发口腔溃疡。

症状　浮肿，身体发沉、倦怠无力，容易排软便或腹泻，头晕、恶心想吐，过敏等。

对策　改善津液的运行　→　**基础篇**　水滞型（参考P38）。

❹体热（积热）型

身体因为压力或食用了让身体发热的食物而积热，从而引发口腔溃疡。

症状　口渴，面色泛红、眼睛发红，便秘，皮肤发炎等。

对策　清除体内余热。

→　**入门篇**　食物性质之寒性或凉性（参考P7）。

→　**基础篇**　体热（积热型）（参考P68）。

❶心失调型

心和舌头相关，因此当思虑等情绪催生热之后，就会影响舌头，引发口腔溃疡。

症状　心悸，失眠，健忘，多梦，心神不宁等。

对策　增强心功能　→　**基础篇**　心（参考P49）。

❷脾失调型

脾和嘴相关，当脾功能失调，体内积热时，就会影响嘴，引发口腔溃疡。

症状　食欲不振，容易疲劳，腹胀，饭后立即犯困，排软

便，身上经常出现瘀青等。

对策　让脾功能恢复正常 → 基础篇 脾（参考P53）。

RECOMMEND

营养学 维生素 A 有助于维持正常的黏膜功能，B 族维生素可以加固黏
膜，维生素 C 可以提高抗菌能力。如果身体缺乏这三种营养物质，
人就容易得口腔溃疡。请积极地补充这些维生素吧。

维生素 A 鳗鱼、动物肝脏、黄绿色蔬菜等。

B 族维生素 糙米、全麦面包、猪肉、鳗鱼、牡蛎等。

维生素 C 红彩椒、西蓝花、柿子等新鲜的蔬菜和水果。

穴位 吃太多 中脘穴：位于心窝（胸骨下端）和肚脐连线的中央。
按压该穴，可促进消化，避免因过食引起的上火。

疲劳 劳宫穴：握拳时中指指尖所碰触的地方即为劳宫穴。按压该穴，
可缓解身体不适。

增强胃功能 手三里穴：从弯曲手肘时形成的横纹外侧向手腕方向三指
宽的地方。按压该穴，可促进消化。

参考　**中医小词条**　心火上炎、脾胃湿热、气虚、阴虚火旺

身体不适

感冒（初期）

感觉自己出现感冒症状时，应立即采取措施，这一点至关重要。因为一拖延，感冒就会加剧，恢复的时间便会延长。而肺会阻止外部邪气侵入体内，当肺功能失调时，就会出现感冒的症状。气虚型的人（ 基础篇 气虚型：P26）容易得风寒感冒，阴虚型的人（ 基础篇 阴虚性：P37）容易得风热感冒。

如果感冒症状刚出现不久，可以适度地运动或泡澡，通过出汗将邪气排出体外。另外，食用油腻或难以消化的食物，需要消耗气来完成消化，建议尽量食用容易消化的食物，同时也不要忘记补充水分，还可以常喝具有杀菌作用的绿茶。平时不注意养生会导致身体机能衰退，免疫力下降，从而引发感冒。因此，在平时就应该有意识地强化自己较弱的部位，打造不易感冒的体质。

通用的自我保养法

1 保证充足的睡眠

2 做好保暖工作

3 食用容易消化的食物

感冒初期最为关键

感冒在中医中也被称为"风邪"。邪气是指会损害身体的外部物质，分为风邪、热邪、寒邪、暑邪和湿邪。当这些邪气入侵身体之后，给身体带来各种症状。比如出现打寒战（恶寒）、发热这两种症状时，就可以从下列症状中选择相近的类型。

风寒感冒 恶寒严重，但发热并不严重；不出汗、也不怎么口渴；鼻塞、流透明的鼻涕、痰呈透明或白色 → 建议食用大葱、生姜、紫苏、香菜、芥末等能温暖身体，将邪气随汗一起排出体外的食材，以及温性或热性食材（ 入门篇 食物性质之温性或热性：P7）。同时，应控制生冷食物和饮料，以及会让身体受寒的寒性或凉性食材。

风热感冒 发热严重，但恶寒不明显、稍微出汗、口渴、痰浓稠呈黄色 → 建议食用薄荷、菊花、葛根、桑叶茶等能够清除体内余热，将邪气随汗一起排出体外的食材，以及能够排除体内积热的食材〔 基础篇 体热（积热型）：P68〕。同时，应控制香辛料等温暖身体的温性或热性食材。

暑湿感冒 发热、有少许恶寒，头和身体感觉沉重乏力，汗少、口渴但不太想喝水；多发于夏季、潮湿的季节 → 建议食用薏仁（怀孕初期的人不建议食用）、海藻、黄瓜、冬瓜等去除体内余热的食材、祛湿的食材（ 基础篇 水滞型：P38），以及有助于调理消化器官、促进水液代谢的食材（ 基础篇 脾：P53）。另外，油腻的食物和甜食容易积湿，应尽量控制摄入量。

❶气虚型

气具有防御身体的作用。当气不足时，就无法防止邪气（损害身体的物质）从外部侵入体内。

症状　没干劲，容易感冒，手脚冰冷，饭后立即犯困，胃下垂等。

对策　补气 → **基础篇** 气虚型（参考P26）。

❷水滞型

如果体内有湿气，症状就很难痊愈。发生在夏天或潮湿季节的感冒多为这一类型。

症状　浮肿，身体发沉、倦怠无力，容易排软便或腹泻，头晕、恶心想吐，过敏等。

对策　改善津液的运行 → **基础篇** 水滞型（参考P38）。

❸体寒（受寒）型

体内有寒气，容易得风寒感冒。

症状　手脚冰冷、脸色苍白，喜饮温热之物，容易排软便或腹泻，尿量多且颜色淡。

对策　温暖身体。

→ **入门篇** 食物性质之温性或热性（参考P7）。

→ **基础篇** 体寒（参考P66）。

❹体热（积热）型

体内有积热和湿气，导致难以将邪气发散到外部。

症状　口渴，面色泛红、眼睛发红，便秘，皮肤发炎等。

对策　清除体内余热。

→ (入门篇) 食物性质之寒性或凉性（参考P7）。

→ (基础篇) 体热（积热型）（参考P68）。

❶肺失调型

肺保护体表的防卫能力下降，使身体出现感冒症状。

症状　咳嗽（往往有痰），皮肤问题，容易感冒，呼吸困难、鼻子出现问题等。

对策　增强肺功能、润肺 → (基础篇) 肺（参考P58）。

RECOMMEND

营养学　请补充能够提高免疫力的维生素 C，以及有助于保护、强化鼻喉黏膜的维生素 A。

维生素 C 红彩椒、西蓝花、柿子等新鲜的蔬菜和水果。

维生素 A 鳗鱼、动物肝脏、黄绿色蔬菜等。

穴位　**恶寒** 大椎穴：位于低头时颈背交界处突出的骨头的下方。按压该穴，可缓解身体不适。

恶寒、咳嗽 风门穴：从大椎向下数，第二个突起的高骨两旁两指宽的地方，即为风门穴。按压该穴，可缓解咳嗽。

咳嗽、呼吸困难 中府穴：位于锁骨外侧下方的凹陷处。按压该穴，可缓解身体不适。

参考　**中医小词条**　风寒、风热、暑湿

身体不适

喉咙痛、咳嗽

咳嗽和负责呼吸的肺关系最为密切。造成咳嗽的原因有两种：一种是因为肺功能下降，导致风、干燥的空气等外部邪气侵入体内，引发咳嗽；另一种是因为肺、肾的功能减弱，体内出现痰和热，引发咳嗽。由邪气引发的咳嗽又分为以下三种。

风寒咳嗽　带痰的严重咳嗽，痰呈透明状或白色，头痛，身体打寒战 → 应用篇 风寒感冒（参考P122）。有助止咳的食材有生姜、金橘、洋葱。

风热咳嗽　频繁剧烈的咳嗽，吞咽时伴有剧烈的疼痛；声音嘶；痰浓稠呈黄色、不易咳出 → 应用篇 风热感冒（参考P122）。有助于止咳的食材有萝卜、枇杷叶茶、梨、柠檬、柿子、莲藕。

风燥咳嗽　喉咙干燥，干咳，咳嗽绵长，无痰或少痰 → 滋养阴液的食材 → 基础篇 阴虚型（参考P37）。有助于止咳的食材有蜂蜜、柠檬、橘子、榲桲[1]。香辛料、刺激性食物、酒等让身体发热的食材会令水液排出体外，应尽量控制。

注1: 又称木梨，蔷薇科植物。其性温无毒，具有祛湿、解暑、消食等功效。

1 勤漱口

2 勤润喉（防止干燥）

3 不食用刺激性食物

 润喉是关键

除了风寒、风热和风燥这三种类型的咳嗽，还有体液减少、喉咙干燥引起的阴虚咳嗽和气行不畅、气上逆引起的气逆咳嗽。阴虚型的人平时可以多食用能够滋生阴液的食材，而且还要注意和风燥咳嗽一样，应减少食用香辛料、刺激性食物、酒等让身体发热、排出水液的食材。气逆咳嗽型的人建议多食用萝卜、枇杷叶茶和洋葱。

蜂蜜具有润喉、润肺和杀菌的作用，可用于所有类型的咳嗽（不满1岁的小孩请不要食用）。另外，梨是治疗咳嗽的常用食材。用火炖煮后，润肺效果更佳。梨还有助于缓解多痰的咳嗽和声音嘶哑。比起果肉，梨皮效果更好，请连同皮一起，用火炖煮。

漱口可以冲洗掉口腔内的细菌，滋润喉咙，防止干燥。无论是哪一种类型的咳嗽，都不应食用刺激喉咙的食物。早睡有助于减少气的消耗，让身体拥有更多的气去除邪气，恢复脏腑功能，进而更快地恢复健康。

❶气虚型

气不足导致防卫机能和呼吸机能下降，进而引发咳嗽。

症状　没干劲，容易感冒，手脚冰冷，饭后立即犯困，胃下垂等。

对策　补气 → **基础篇** 气虚型（参考P26）。

❷阴虚型

身体所需的水液不足，导致喉咙干燥，引发咳嗽。

症状　身体发热、上火，皮肤或眼睛干燥，盗汗、失眠等。

对策　滋补阴液 → **基础篇** 阴虚型（参考P37）。

❸气滞型

气行不畅，进而上逆引发咳嗽。经常会感觉喉咙有痰液堵塞，难以咳出来。

症状　易烦躁、易怒，感觉压力大，经常头痛、肩颈酸痛，经常嗳气、放屁、打嗝，喉咙有异物感等。

对策　改善气的运行 → **基础篇** 气滞型（参考P27）。

❹水滞型

体内有多余水分，可能导致体寒，也可能导致身体积热。无论是哪种情况，都会引发带痰的咳嗽。

症状　浮肿，身体发沉、倦怠无力，容易排软便或腹泻，头晕、恶心想吐，过敏等。

对策　改善津液的运行 → **基础篇** 水滞型（参考P38）。

❺体寒（受寒）型

体寒会导致水液代谢变差，引发带痰的咳嗽。痰呈白色，多发于早上和饭后。

症状　手脚冰冷、脸色苍白，喜饮温热之物，容易排软便或腹泻，尿量多且颜色淡。

对策　温暖身体。

→ 入门篇 食物性质之温性或热性（参考P7）。

→ 基础篇 体寒（参考P66）。

❻体热（积热）型

体内积热，将多余的水液转化成痰，造成带痰的咳嗽。痰浓稠呈黄色。

症状　口渴，面色泛红、眼睛发红，便秘，皮肤发炎等。

对策　清除体内余热。

→ 入门篇 食物性质之寒性或凉性（参考P7）。

→ 基础篇 体热（积热型）（参考P68）。

❶肝失调型

掌管气行的肝功能失调，导致气行上逆，引发咳嗽。

症状　烦躁，脚抽筋，眼睛出现问题，出现头痛、肩颈酸痛等胀痛，压力大时所有不适症状都会加剧。

对策　增强肝功能 → 基础篇 肝（参考P45）。

❷脾失调型

脾虚弱，导致水液代谢失调，生成痰。

症状　食欲不振，容易疲劳，腹胀，饭后立即犯困，排软便，身上经常出现瘀青等。

对策　让脾功能恢复正常 → **基础篇** 脾（参考P53）。

❸肺失调型

肺保护体表的防卫能力下降，令身体出现咳嗽症状。此时，脾生成的痰堆积在肺中。

症状　咳嗽（往往有痰），皮肤问题，容易感冒，呼吸困难、鼻子出现问题等。

对策　增强肺功能、润肺 → **基础篇** 肺（参考P58）。

RECOMMEND

营养学　可补充具有保护喉咙黏膜作用的维生素A。对于病毒、细菌引起的喉咙痛和咳嗽，具有抗氧化作用且有助于提高免疫力的维生素C效果较好。此外，补充水分也十分重要。

维生素A 鳗鱼、动物肝脏、黄绿色蔬菜等。

维生素C 红彩椒、西蓝花、柿子等新鲜的蔬菜和水果。

穴位　**喉咙痛、脖子胀** 扶突穴：脸转向一侧时，颈部会出现一条斜向的肌肉。扶突穴就位于这条肌肉上与喉结持平的地方。按压该穴，可缓解喉咙痛和脖子酸胀。

呼吸器官疾病 肺俞穴：从低头时颈背交界处突出的骨头向下数，第三个突起的高骨两旁两指宽的地方，即为肺俞穴。按压该穴，可缓解身体不适。

喉咙不舒服 天突穴：位于左右锁骨内侧中央最凹陷的地方。按压该穴，可缓解喉咙不适。

参考　**中医小词条** 风寒犯肺、风热犯肺、风燥犯肺、肝火犯肺、痰湿、痰热、肺阴虚

● 感冒、喉咙痛、咳嗽的民间疗法

针对风寒型的感冒、喉咙痛和咳嗽

金橘蜂蜜 金橘有助于温暖身体,去除痰液。蜂蜜具有止咳的功效。如果再加入生姜,就可以让身体更加暖和,效果更好。

针对风热型的感冒、喉咙痛和咳嗽

萝卜蜂蜜 萝卜可以为身体降温,去除发热、炎症产生的热。蜂蜜可以弥补被热夺去的水分,起到止咳化痰的作用。

莲藕泥汤 具有止咳润肺的功效,还可以抑制喉咙炎症。

针对风燥型的喉咙痛和咳嗽

生姜蜜梨汤 梨会让身体受寒,但加入少许生姜,就可以防止身体变冷。梨、生姜和蜂蜜均有止咳的功效。

蜂蜜柠檬 柠檬有助于止渴,对干咳有很好的效果。和蜂蜜一起,可以发挥润喉、防止干燥的效果。

身体不适

花粉过敏症

造成花粉过敏症的原因有两种。一种是作为生命能量之源的气不足，导致呼吸机能和免疫力下降。一种是脾、肺、肾的功能衰退，使体内堆积多余的水液，即湿。要想减轻花粉过敏症的症状，需要先找到根本的原因，然后根据原因改善体质。

如果症状体现为打喷嚏、流清水鼻涕，那关键在于温暖身体。肉桂红茶、紫苏茶等是不错的选择。

如果症状体现为口渴、流黄稠鼻涕、眼睛痒、眼睛充血、发低烧等，那关键在于清除体内余热。可以饮用绿茶、菊花茶等。

请根据症状采取相应的对策。

通用的自我保养法

1 不要摄取过多水分

2 控制油腻、辛辣、甜腻食物的摄入量

3 保证充足的睡眠

不要摄取过多水分

水分摄取过多，容易导致体内积湿，引发花粉过敏症的症状。油腻、甜腻的食物，以及辛辣食物等刺激性食物会导致体内积湿，尽量避免摄入这些食物也可以有效地缓解症状。

❶气虚型、阳虚型

气不足时，身体的防御能力（免疫力）会降低，从而引发花粉过敏症。或者，身体因温暖、温煦作用减弱而发冷，致使水液无法发散，从而引发花粉过敏症。

症状　没干劲，容易感冒，手脚冰冷，饭后立即犯困，胃下垂等。

对策　补气 → **基础篇** 气虚型（参考P26）。

❷水滞型

体内积湿，生成寒和热，进而引发花粉过敏症。症状主要有流鼻涕、眼皮肿等。

症状　浮肿，身体发沉、倦怠无力，容易排软便或腹泻，头晕、恶心想吐，过敏等。

对策　改善津液的运行 → **基础篇** 水滞型（参考P38）。

❸体寒（受寒、阳虚）型

因具有温暖、温煦作用的气不足等，造成体寒，无法代谢多余的水液，从而引发流鼻涕等花粉过敏症的症状。

症状　手脚冰冷、脸色苍白，喜饮温热之物，容易排软便或腹泻，尿量多且颜色淡。

对策　温暖身体。

→ （入门篇）食物性质之温性或热性（参考P7）。

→ （基础篇）阳虚型（参考P26）、体寒（参考P66）。

❹体热（积热）型

体内有热和湿，引发鼻涕黄稠、眼睛充血等花粉过敏症的症状。

症状　口渴，面色泛红、眼睛发红，便秘，皮肤发炎等。

对策　清除体内余热。

→ （入门篇）食物性质之寒性或凉性（参考P7）。

→ （基础篇）体热（积热型）（参考P68）。

❶脾失调型

消化器官虚弱，导致水液代谢变差，进而引发花粉过敏症。

症状　食欲不振，容易疲劳，腹胀，饭后立即犯困，排软便，身上经常出现瘀青等。

对策　让脾功能恢复正常 → （基础篇）脾（参考P53）。

❷肺失调型

肺的防御机能（免疫力）下降，从而引发花粉过敏症。肺和鼻子相关，因此鼻子、喉咙会出现不适症状。

症状　咳嗽（往往有痰），皮肤问题，容易感冒，呼吸困难、鼻子出现问题等。

对策　增强肺功能、润肺 → （基础篇）肺（参考P58）。

❸肾失调型

肾功能下降，无法温暖身体，导致体寒，水液代谢失调，进而引发花粉过敏症。

症状　腰痛、腰腿乏力，耳朵出现问题，衰老加速，浮肿等。

对策　增强肾功能 → **基础篇** 肾（参考P63）。

RECOMMEND

营养学　建议补充可以调节免疫功能的维生素 B6 和可以抑制过敏症状的维生素 C。EPA、DHA、α- 亚麻酸、儿茶素也能有效地减轻过敏症状。另外，酸奶、发酵食物等可以调节肠内细菌，提高免疫力。但是摄取过多蛋白质容易引发过敏。

维生素 B6 鸡胸肉、大蒜、金枪鱼、秋刀鱼等。

维生素 C 红彩椒、西蓝花、柿子等新鲜的蔬菜和水果。

EPA、DHA 青花鱼、竹筴鱼、鲣鱼等青背鱼。

α- 亚麻酸 紫苏籽油、亚麻籽油等。

儿茶素 绿茶、乌龙茶等。

穴位　**流鼻涕、鼻塞** 迎香穴：位于鼻翼两侧法令纹的起点。按压该穴，可缓解流鼻涕、鼻塞等症状。

充血、喉咙痛 合谷穴：位于大拇指和食指之间，骨头相碰的地方。按压该穴，可缓解喉咙不适。

眼睛痒 攒竹穴：位于眉头，按压后稍微凹陷的地方。按压该穴，可缓解眼睛不适。

参考　**中医小词条**　脾胃虚弱、脾胃湿热、肾阳虚（出现症状时：风寒、风热）

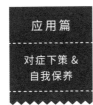

身体不适

夏倦

引起夏倦的原因主要有两种。一是出汗消耗气和津液，二是消化器官因为冰冷的饮食物或空调冷气等而受寒，导致食欲下降、水液代谢变差。正常来讲，夏季的时候，体内的积热会随着汗液一起散发出去，以达到调节体温的目的。但是，如果一直待在空调房里，身体就不会出汗，导致多余的热残留在体内。这时，人就会渴望冰冷的东西，出现食欲不振等症状。

通用的自我保养法

1 保证均衡的饮食

2 补充水分

3 保证充足的睡眠

 不要摄取太多冰冷的饮食物

即便没有食欲，也要搭配主食、主菜和副菜，保证均衡的饮食。没有食欲时，可添加香味蔬菜或香料等能增进食欲的食物。补

充水分固然重要，但尽量不要通过凉饮来补充。如果舌苔白且厚，
说明水液代谢失调了，这时补充过多的水分反而会加剧症状。

❶气虚型

气随汗一起排出体外，导致身体容易疲劳，没有精神。除
此之外，消化器官会因冰冷的饮食物等而功能变弱，令人丧失食
欲，无法生成气，进而让身体感觉疲劳。

症状　没干劲，容易感冒，手脚冰冷，饭后立即犯困，胃下
垂等。

对策　补气 → （基础篇）气虚型（参考P26）。

❷阴虚型

出汗多，导致阴液不足。

症状　身体发热、上火，皮肤或眼睛干燥，盗汗、失眠等。

对策　滋补阴液 → （基础篇）阴虚型（参考P37）。

❸水滞型

消化器官因为冰冷的饮食物或空调冷气等而功能失调，导致
水液代谢变差，体内积留多余的水液。

症状　浮肿，身体发沉、倦怠无力，容易排软便或腹泻，头
晕、恶心想吐，过敏等。

对策　改善津液的运行 → （基础篇）水滞型（参考P38）。

❹体寒（受寒）型

身体因为冰冷的饮食物或空调冷气等而受寒，导致消化器官
功能失调，进而引发各种症状。

症状　手脚冰冷、脸色苍白，喜饮温热之物，容易排软便或腹泻，尿量多且颜色淡。

对策　温暖身体。

→ 入门篇 食物性质之温性或热性（参考P7）。

→ 基础篇 体寒（参考P66）。

❺体热（积热）型

体内积热，令人想要喝冷饮。消化器官也因此失调，导致身体感觉疲劳。

症状　口渴，面色泛红、眼睛发红，便秘，皮肤发炎等。

对策　清除体内余热。

→ 入门篇 食物性质之寒性或凉性（参考P7）。

→ 基础篇 体热（积热型）（参考P68）。

❶脾失调型

消化器官因摄入太多冰冷的饮食物而受寒，导致功能失调，水液代谢下降。

症状　食欲不振，容易疲劳，腹胀，饭后立即犯困，排软便，身上经常出现瘀青等。

对策　让脾功能恢复正常 → 基础篇 脾（参考P53）。

营养学　夏倦是缺乏维生素 B_1 引起的，因此应注意补充维生素 B_1。另外，食欲不振也可能会导致蛋白质、维生素、矿物质等营养物质摄入不足，因此要及时调理身体，保证营养物质的摄入。

维生素 B_1　猪肉、鳗鱼、黄豆、糙米等。

穴位　**食欲不振** 中脘穴：位于心窝（胸骨下端）和肚脐连线的中央。按压该穴，可刺激食欲。

身体乏力 关元穴：位于肚脐向下四指宽的地方。按压该穴，可缓解身体不适。

胃功能下降 足三里穴：位于膝盖骨外侧下方凹陷处往下四指宽的地方（小指所在处）。按压该穴，可增强胃功能。

参考　**中医小词条**　气虚、阴虚、湿邪、暑邪

消化器官失调

胃胀

气虚或体寒的人，大部分消化功能就弱。只要吃一点就会有饱腹感，或吃完后无法消化，导致下一顿吃不下。这类人吃饭时应细嚼慢咽，以帮助消化，同时也要注意平时保证充足的睡眠，并做好保暖工作，食用补气食材。

压力大的气滞之人消化功能也比较弱。这一类人相较于饮食，更应通过运动释放压力，同时促进气的运行。

水滞之人如果情况严重，会出现反胃酸，甚至呕吐的症状。水滞还会影响气的运行，建议在清除多余水液的同时搭配促进气行的食材一起食用。

体热之人吃太多辛辣、甜腻、油腻的食物后，情况会进一步恶化，平时应多加控制。可适当减少饮食量，或通过运动将摄入的多余能量消耗掉，避免胃胀的同时还能维持体重。

通用的自我保养法

1 细嚼慢咽

2 保证充足的睡眠

3 灵活调整食量，这次吃多了，下次就少吃点

调理消化器官

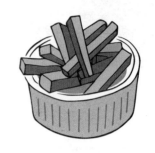

吃多了或感觉胃胀时，应调节饮食量，或食用有益于消化的食物。

油腻、甜腻、冰冷的食物会让体内积湿，增加消化器官的负荷，平时应尽量控制。萝卜虽然有助于消化，但它属于凉性食材。身体容易发冷的人或冬季的时候，应尽量少食用，或加热后再食用。

摄入太多肉后　食用山楂。山楂条等山楂制品的含糖量较高，注意不要吃太多。

摄入太多淀粉后　食用麦芽（麦芽粉或麦芽饮料），但请注意不要食用太多。

❶气虚型

气不足导致消化能力下降，即便只吃一点，也难以消化。

症状　没干劲，容易感冒，手脚冰冷，饭后立即犯困，胃下垂等。

对策　补气 → 基础篇 气虚型（参考P26）。

❷气滞型

气行不畅导致胃的消化功能衰退。

症状　易烦躁、易怒、感觉压力大，经常头痛、肩颈酸痛，经常嗳气、放屁、打嗝，喉咙有异物感等。

对策　改善气的运行 → 基础篇 气滞型（参考P27）。

❸水滞型

水液代谢差，加重了脾的负担，从而导致消化功能下降。

症状　浮肿，身体发沉、倦怠无力，容易排软便或腹泻，头晕、恶心想吐，过敏等。

对策　改善津液的运行 → 基础篇 水滞型（参考P38）。

❹体寒（受寒）型

身体受寒，导致各脏腑功能下降，消化功能也随之衰退。

症状　手脚冰冷、脸色苍白，喜饮温热之物，容易排软便或腹泻，尿量多且颜色淡。

对策　温暖身体。

→ 入门篇 食物性质之温性或热性（参考P7）。

→ 基础篇 体寒（参考P66）。

❶肝失调型

肝无法正常地推动气的运行，导致胃的负荷加重，消化功能降低。

症状　烦躁，脚抽筋，眼睛出现问题，出现头痛、肩颈酸痛等胀痛，压力大时所有不适症状都会加剧。

对策　增强肝功能 → 基础篇 肝（参考P45）。

❷脾失调型

消化功能衰退，当摄入的饮食物超过消化能力时，就会造成腹泻，而且便中混有未消化物。

症状　食欲不振，容易疲劳，腹胀，饭后立即犯困，排软便，身上经常出现瘀青等。

对策　让脾功能恢复正常 → 基础篇 脾（参考P53）。

RECOMMEND

营养学　建议多补充和糖类代谢有关的维生素 B_1，以及与糖类、蛋白质、脂肪代谢有关的维生素 B_2。也可以摄取消化酶。酶不耐热，一般加热到 50~70°C，就会几乎丧失活性，食用时请勿加热。

维生素 B_1 猪肉、鳗鱼、黄豆、糙米等。

维生素 B_2 动物肝脏、青花鱼、秋刀鱼、牛奶、纳豆等。

蛋白酶 猕猴桃、木瓜、无花果、菠萝等。

淀粉酶 萝卜、卷心菜、山药等。

脂肪酶 纳豆、味噌等发酵食物。

六位　胃痛 中脘穴：位于心窝（胸骨下端）和肚脐连线的中央。按压该穴，可缓解胃痛。

胃胀 不容穴：位于心窝中央向外三指，碰到肋骨的地方。按压该穴，可缓解胃胀。

增强胃功能 足三里穴：位于膝盖骨外侧下方凹陷处往下四指宽的地方（小指所在处）。按压该穴，可增强胃功能。

参考　中医小词条　食积、脾胃虚弱、肝胃不和、肝脾不和、痰湿

应用篇

对症下策 &
自我保养

消化器官失调

食欲不振

引起食欲不振的原因有暴饮暴食、酗酒、身体压力、精神压力、缺乏运动等。如果你也是因为这些原因而食欲不振，就对症好好调理一下吧。

另外，长时间的思虑、便秘也可能会导致食欲不振。

要想调理身体，首先必须养成有规律的生活作息和饮食习惯，同时也要保证充足的睡眠。

通用的自我保养法

1 保证生活规律

2 保证充足的睡眠

3 不要积攒压力

 保持消化器官的健康

为了让消化器官"脾胃"变得健康，必须从根本上进行调理。

酒精要么太寒，要么太热，但都容易引起水滞，应控制饮酒量。

脾功能弱的人吃饭时应注意细嚼慢咽，食材也尽量要加热煮熟。

胃中有积热的人，比如经常反胃，或胃中有灼热感的人，应控制香辛料等。

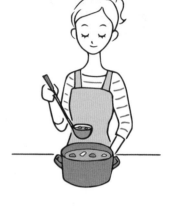

吃太多也会造成食欲不振。这种情况请参考"胃胀（P139）"。

因为脾胃受寒，或体内积有多余水液而食欲不振的人，应多食用易消化的食物，烹饪时也要尽量将食材加热煮热。

如果压力过大（参考P169），肝就无法正常地推动气的运行，从而增加脾的负荷（参考P5： 入门篇 五行相克），从而引起食欲不振。

经常便秘的人因为不排便，也有可能会导致食欲不振。这种情况请先解决便秘问题吧。

❶气虚型

气不足导致消化能力下降，进而引起食欲不振。

症状 没干劲，容易感冒，手脚冰冷，饭后立即犯困，胃下垂等。

对策 补气 → 基础篇 气虚型（参考P26）。

❷气滞型

气的运行因压力等原因而不通畅，给脾胃造成负担，引起食欲不振。

症状　易烦躁、易怒，感觉压力大，经常头痛、肩颈酸痛，经常嗳气、放屁、打嗝，喉咙有异物感等。

对策　改善气的运行 → **基础篇** 气滞型（参考P27）。

❸水滞型

体内有多余的水液，加重了脾的负担，导致消化功能下降，进而引发食欲不振。

症状　浮肿，身体发沉、倦怠无力，容易排软便或腹泻，头晕、恶心想吐，过敏等。

对策　改善津液的运行 → **基础篇** 水滞型（参考P38）。

❹体寒（受寒）型

消化器官（脾胃）因受寒而无法正常消化食物，引起食欲不振。身体受寒还会导致水液代谢变差。

症状　手脚冰冷、脸色苍白，喜饮温热之物，容易排软便或腹泻，尿量多且颜色淡。

对策　温暖身体。

→ **入门篇** 食物性质之温性或热性（参考P7）。

→ **基础篇** 体寒（参考P64）。

❺体热（积热）型

暴饮暴食导致食物无法被消化，胃中积热，进而导致消化功能减弱。

症状　口渴，面色泛红、眼睛发红，便秘，皮肤发炎等。

对策　清除体内余热。

→ 入门篇 食物性质之寒性或凉性（参考P7）。

→ 基础篇 体热（积热型）（参考P68）。

❶肝失调型

受压力的影响，肝无法正常地推动气的运行，导致肠胃功能减弱，引起食欲不振。

症状　烦躁，脚抽筋，眼睛出现问题，出现头痛、肩颈酸痛等胀痛，压力大时所有不适症状都会加剧。

对策　增强肝功能 → 基础篇 肝（参考P45）。

❷脾失调型

脾功能衰退导致消化功能下降，从而引起食欲不振。

症状　食欲不振，容易疲劳，腹胀，饭后立即犯困，排软便，身上经常出现瘀青等。

对策　让脾功能恢复正常 → 基础篇 脾（参考P53）。

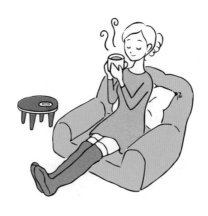

营养学 请积极地补充 B 族维生素，尤其是能量代谢和缓解疲劳所不可或缺的维生素 B_1 和维生素 B_2。均衡地食用易于消化的食物也很重要。同时补充抑制致疲劳物质乳酸生成的柠檬酸，能获得更好的效果。还可以用含有柠檬酸的柑橘类或醋来调味。另外，大葱等香味蔬菜也有助于促进维生素 B_1 的吸收，增进食欲。

B 族维生素 糙米、全麦面包、猪肉、鳗鱼、牡蛎等。

搭配含有大量大蒜素的大蒜、洋葱等一起食用，能促进有助于人体对糖类代谢和可缓解疲劳的维生素 B_1 的吸收。

柠檬酸 水果、醋等。

穴位

胃胀、胃痛 中脘穴：位于心窝（胸骨下端）和肚脐连线的中央。按压该穴，可缓解胃部不适。

增强胃功能 足三里穴：位于膝盖骨外侧下方凹陷处往下四指宽的地方（小指所在处）。按压该穴，可增强胃功能。

伴有腹部发冷 脾俞穴、胃俞穴：从位于肩胛骨下端连线上的背骨向下数，第四根骨头两旁两指宽的地方，即为脾俞穴。从脾俞穴再往下一根骨头的地方，即为胃俞穴，刚好在胃的背面附近。按压该穴，可缓解腹部不适。

参考 **中医小词条** 脾胃虚弱、胃热、肝气犯胃、肝脾不和、寒湿困脾、脾胃湿热、食积

消化器官失调

胃痛

急性胃痛大多是因为暴饮暴食或受寒。精神压力大、疲劳或肠胃功能原本就弱的人，大多都是慢性胃痛。

一般饭后疼痛会有所缓解的胃痛，多是由"虚"引起的。这类人群请补充气、阴液等身体缺少的物质。无论是哪种类型的胃痛，在饮食上都注意应选择不会给胃造成负担的易消化食材，并且烹调时要尽量切碎，开火煮热，调味也要清淡。当肝因为压力等原因无法正常地推动气的运行时，也可能会给脾造成负担（参考P5：入门篇 五行相克），引起胃痛。如果是这种情况，则需要增强脾功能，从而让肝功能恢复正常。

通用的自我保养法

1 食用易消化的食物

2 减少食用冰冷的食物

3 细嚼慢咽

4 不要积攒压力

远离香辛料等刺激性食物

远离香辛料、生冷食物、酒、含大量咖啡因的饮料、含丰富膳食纤维的食物以及酸味强烈的食物等。另外，细嚼慢咽有助于减轻消化的负担。吃太多也有可能引起胃痛。这种情况，请控制饮食，并食用可以帮助消化的食物（参考P139：胃胀）。

❶气虚型、阳虚型

气不足导致消化器官的功能下降，气温暖身体的功能减弱，进而导致胃发冷，引起胃痛。

症状　没干劲，容易感冒，手脚冰冷，饭后立即犯困，胃下垂等。

对策　补气 → **基础篇** 气虚型（参考P26）。

❷阴虚型

胃痛持续时间长，体内就会生成热，损害阴液，引起疼痛。

症状　身体发热、上火，皮肤或眼睛干燥，盗汗、失眠等。

对策　滋补阴液 → **基础篇** 阴虚型（参考P37）。

❸气滞型

受压力等的影响，气行变差，导致胃功能紊乱，引起胃痛。

症状　易烦躁、易怒，感觉压力大，经常头痛、肩颈酸痛，经常嗳气、放屁、打嗝，喉咙有异物感等。

对策　改善气的运行 → **基础篇** 气滞型（参考P27）。

❹血瘀型

血行不畅，引起像针刺一样的疼痛。饭后疼痛加剧，晚上也会疼。

症状　肤色暗沉、没有光泽，长色斑或雀斑，脚上的血管明显鼓起，月经不调，头痛、肩颈酸痛等。

对策　改善血的运行 → 基础篇 血瘀型（参考P32）。

❺体寒（受寒、阳虚）型

消化器官因饮食习惯紊乱、身体过劳、急病等原因而发冷，引起丝丝拉拉的胃痛。

症状　手脚冰冷、脸色苍白，喜饮温热之物，容易排软便或腹泻，尿量多且颜色淡。

对策　温暖身体 。

→ 入门篇 食物性质之温性或热性（参考P7）。

→ 基础篇 阳虚型（参考P26）、体寒（参考P66）。

❻体热（积热）型

体内生热，反胃酸，引起伴有灼烧感的胃痛。

症状　口渴，面色泛红、眼睛发红，便秘，皮肤发炎等。

对策　清除体内余热。

→ 入门篇 食物性质之寒性或凉性（参考P7）。

→ 基础篇 体热（积热型）（参考P68）。

❶肝失调型

肝无法正常地控制气的运行，给胃造成负担，引起胃痛。

症状　烦躁，脚抽筋，眼睛出现问题，出现头痛、肩颈酸痛

等胀痛，压力大时所有不适症状都会加剧。

对策　增强肝功能 → (基础篇) 肝（参考P45）。

❷脾失调型

脾功能变弱，身体发冷，导致胃也一起发冷，消化功能衰退，引起胃痛。

症状　食欲不振，容易疲劳，腹胀，饭后立即犯困，排软便，身上经常出现瘀青等。

对策　让脾功能恢复正常 → (基础篇) 脾（参考P53）。

RECOMMEND

营养素　建议补充能够保护、修复胃黏膜的维生素 A、维生素 C、维生素 E 和维生素 U。除此之外，山药、芋头、秋葵等中含有的黏性物质也有助于保护黏膜。

维生素 A 鳗鱼、动物肝脏、黄绿色蔬菜等。

维生素 C 红彩椒、西蓝花、柿子等新鲜的蔬菜和水果。

维生素 E 鳗鱼、王菜、杏仁、葵花籽油等。

维生素 U 卷心菜、生菜等。

穴位　**胃胀痛** 中脘穴：位于心窝（胸骨下端）和肚脐连线的中央。按压该穴，可缓解胃胀痛。

增强胃功能 足三里穴：位于膝盖骨外侧下方凹陷处往下四指宽的地方（小指所在处）。按压该穴，可增强胃功能。

吃多了 合谷穴：位于手背，大拇指和食指之间，食指的中间偏下处。按压该穴，可缓解因过食引起的胃胀。

参考　**中医小词条** 寒邪客胃、饮食停滞、肝气犯胃、肝胃郁热、脾胃虚寒、胃阴亏虚、血瘀

消化器官失调

宿醉

　　饮酒过度或宿醉时，肝和脾的负荷会加重。这时，==建议食用蚬子、牡蛎等有助于增强肝功能的食材，以及绿豆芽、海藻类等有助于增强脾功能、去除体内多余水液的食材。==

　　姜黄能增强肝功能，温暖身体，推荐体寒之人食用。体热之人可以食用郁金。饮酒过量或宿醉的第二天早上，将其放入味噌汤等汤类或饮料中，饮用后会感觉神清气爽。另外，还要多喝水或茶，充分补水。也可以食用具有解毒效果的绿豆（绿豆粉丝、绿豆芽也可以，但是效果会稍微差一点）、橙子、柿子、葡萄柚和柚子。

通用的自我保养法

　1　多补水

　2　食用具有解酒作用的食材

 预防宿醉

　　长期饮酒过度会造成阴虚。在喝酒时，建议搭配食用滋补阴液的食材（参考P37：基础篇 阴虚型）。

酒精也并非一无是处，它能够改善气血运行。适当饮用是没有问题的。要想预防宿醉，可以在饮酒前稍微吃点东西，或喝酒的同时补充大量水分。

❶水滞型

受酒精影响，消化器官功能衰退，无法正常地进行水液代谢，导致体内积留多余的水液。

症状　浮肿，身体发沉、倦怠无力，容易排软便或腹泻，头晕、恶心想吐，过敏等。

对策　改善津液的运行 → **基础篇** 水滞型（参考P38）。

❷体寒（受寒）型

饮用啤酒或加冰的酒后，身体会受寒，使多余的水液在体内积留。

症状　手脚冰冷、脸色苍白，喜饮温热之物，容易排软便或腹泻，尿量多且颜色淡。

对策　温暖身体。

→ **入门篇** 食物性质之温性或热性（参考P7）。

→ **基础篇** 体寒（参考P66）。

❸体热（积热）型

饮用除了啤酒以外的酒或者过量饮酒（包括啤酒）会让身体积留多余的水液"湿"以及"热"。

症状　口渴，面色泛红、眼睛发红，便秘，皮肤发炎等。

对策　清除体内余热。

→ 入门篇 食物性质之寒性或凉性（参考P7）。

→ 基础篇 体热（积热型）（参考P68）。

❶肝失调型

酒会增加肝脏的负担。

症状　烦躁，脚抽筋，眼睛出现问题，出现头痛、肩颈酸痛等胀痛，压力大时所有不适症状都会加剧。

对策　增强肝功能 → 基础篇 肝（参考P45）。

❷脾失调型

水液增多，给消化器官"脾"造成负担。

症状　食欲不振，容易疲劳，腹胀，饭后立即犯困，排软便，身上经常出现瘀青等。

对策　让脾功能恢复正常 → 基础篇 脾（参考P53）。

营养学 蛋白质是合成解酒酶的原材料。维生素 B_1 是分解酒精时不可或缺的物质。因此，下酒菜应尽量选用动物肝脏，以及含有蛋白质或维生素 B_1 等的食材。比如鸡蛋卷、毛豆、生鱼片以及含大量蔬菜的料理等。油炸食物虽然很下酒，但是油也需要通过肝脏来分解，反而会增加肝脏的负担。另外，饮酒时盐分的摄入量容易增加，为了预防浮肿，可食用钾含量丰富的薯类、豆类、海藻类食材。另外，含有芝麻素的芝麻、含有牛磺酸的牡蛎、蚬子、章鱼、扇贝，以及含有姜黄素的姜黄都可以促进酒精的分解，都可以食用。

蛋白质 鱼类、肉类、鸡蛋、黄豆或豆制品。

维生素 B_1 猪肉、鳗鱼、黄豆、糙米等。

穴位 **恶心** 期门穴：位于乳头正下方，乳头与肋骨下端连线的中点，肋骨间隙处。按压该穴，可缓解恶心。

想吐 内关穴：手心向上，手腕横纹中央向上（手肘方向）三指宽处即为内关穴。按压该穴，可缓解身体不适。

增强胃功能 足三里穴：位于膝盖骨外侧下方凹陷处往下四指宽的地方（小指所在处）。按压该穴，可增强胃功能。

参考　**中医小词条**　湿热、寒湿

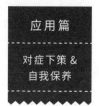

应用篇

对症下策 &
自我保养

消化器官失调

嗳气（打饱嗝）

压力或过饮过食会引起嗳气。除此之外，逆流性食道炎、胃炎、胃溃疡、十二指肠溃疡患者也会经常嗳气。

如果嗳气的症状一直持续，建议去医院检查一下。

谨记不要积攒压力，不要过饮过食！

通用的自我保养法

1 不要过饮过食

2 细嚼慢咽

3 不要积攒压力

 不要给消化器官增加负担

阴虚型的人和体热的人应控制辛辣、油腻、甜腻的食物以及酒的摄入。

为了不给消化器官增加负担，建议不要吃太多，而且吃的时候还要注意细嚼慢咽。如果嗳气的原因是过饮过食，则可参考 应用篇 胃胀（P139），采取相应的对策帮助消化。另外，平时还要有意识地挺直背部。

❶气虚型

气不足，消化器官功能衰退，导致气体滞留在胃中，引起嗳气。

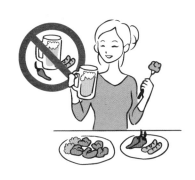

症状　没干劲，容易感冒，手脚冰冷，饭后立即犯困，胃下垂等。

对策　补气 → 基础篇 气虚型（参考P26）。

❷阴虚型

胃中滋润不够，导致胃气上逆，引起嗳气。

症状　身体发热、上火，皮肤或眼睛干燥，盗汗、失眠等。

对策　滋补阴液 → 基础篇 阴虚型（参考P37）。

❸气滞型

气行不畅，上逆，引发嗳气。

症状　易烦躁、易怒，感觉压力大，经常头痛、肩颈酸痛，经常嗳气、放屁、打嗝，喉咙有异物感等。

对策　改善气的运行 → 基础篇 气滞型（参考P27）。

❹水滞型

食用过多油腻、辛辣、甜腻的食物或经常饮酒，导致体内生湿。湿又阻碍气的运行，引发嗳气。

症状　浮肿，身体发沉、倦怠无力，容易排软便或腹泻，头晕、恶心想吐，过敏等。

对策　改善津液的运行 → 基础篇 水滞型（参考P38）。

❺体热（积热）型

食用过多油腻、辛辣、甜腻的食物或酒后，体内的湿又生热，阻碍气的运行，引起嗳气。

症状　口渴，面色泛红、眼睛发红，便秘，皮肤发炎等。

对策　清除体内余热。

→ 入门篇 食物性质之寒性或凉性（参考P7）。

→ 基础篇 体热（积热型）（参考P68）。

❶肝失调型

受压力等的影响，肝功能下降，导致胃气不畅，引起嗳气。

症状　烦躁，脚抽筋，眼睛出现问题，出现头痛、肩颈酸痛等胀痛，压力大时所有不适症状都会加剧。

对策　增强肝功能 → 基础篇 肝（参考P45）。

❷脾失调型

过饮过食导致消化器官功能减弱，无法进行消化，从而让气体滞留在胃中，引起嗳气。水液代谢也会变差。

症状　食欲不振，容易疲劳，腹胀，饭后立即犯困，排软便，身上经常出现瘀青等。

对策　让脾功能恢复正常 → 基础篇 脾（参考P53）。

营养学 缓解由过饮过食引起的嗳气，应多补充与糖类代谢有关的维生素 B_1，以及与糖类、蛋白质、脂肪代谢有关的维生素 B_2。另外，也可以摄取消化酶。酶不耐热，一般加热到 50~70℃，就会几乎丧失活性。因此，请尽量不要加热后食用。

维生素 B_1 猪肉、鳗鱼、黄豆、糙米等。

维生素 B_2 动物肝脏、青花鱼、秋刀鱼、牛奶、纳豆等。

蛋白酶 猕猴桃、木瓜、无花果、菠萝等。

淀粉酶 萝卜、卷心菜、山药等。

脂肪酶 纳豆、味噌等发酵食物。

穴位

缓解孕吐 内关穴：手心向上，手腕横纹中央向上（手肘方向）三指宽处即为内关穴。按压该穴，可缓解孕吐。

增强胃功能 足三里穴：位于膝盖骨外侧下方凹陷处往下四指宽的地方（小指所在处）。按压该穴，可增强胃功能。

缓解烧心 章门穴：位于肋骨最下端。按压该穴，可缓解烧心感。

参考 **中医小词条** 食积、肝郁气滞、湿热、脾胃虚弱、肝胃不和

消化器官失调

便秘

造成便秘的原因有很多。体热的人建议多食用香蕉、芦荟。气虚的人可以多食用蜂蜜。而阴虚的人则建议多食用酸奶、牛奶、奶酪等乳制品。即便是公认的能够缓解便秘的食材，如果不适合自己，也无法解决便秘问题。

有些人出于对健康的考虑，饮食中几乎不使用油。这一类人尤其要注意便秘。芝麻和坚果类虽然含有脂肪，但同时也具有润肠通便的作用，即滋润肠道、促进大便的排泄。因此可以适当食用坚果类或油。

通用的自我保养法

1　一日三餐规律饮食

2　养成良好的排便规律

3　控制冰冷饮食物的摄入

保证一日三餐饮食均衡，防止体寒

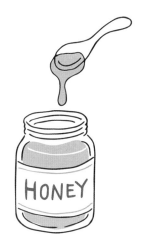

体寒的人建议用白开水冲泡蜂蜜饮用。食量少的话，大便量自然也会减少，从而造成便秘。因此，请保证一日三餐均衡饮食，以摄取各种营养，并养成每日排便的习惯。

而且，冰冷的饮食物会令内脏功能下降，也应尽量控制。

另外，还需要注意保暖，防止身体因为空调冷气或穿得太少等原因而受寒。为了改善肠道功能，也可以进行适度的运动或肠道按摩。

❶气虚型、阳虚型

气不足，导致无力排便，即便使劲也排不出来。

症状　没干劲，容易感冒，手脚冰冷，饭后立即犯困，胃下垂等。

对策　补气 → 基础篇 气虚型（参考P26）。

❷血虚型

血液不足导致大便干硬，呈颗粒状。

症状　脸色苍白或蜡黄，头晕，皮肤干燥，失眠，月经不调等。

对策　补血 → 基础篇 血虚型（参考P31）。

❸阴虚型

大便干硬，呈颗粒状。滋润不足，大便难以排出。

症状　身体发热、上火，皮肤或眼睛干燥，盗汗、失眠等。

对策　滋补阴液 → 基础篇 阴虚型（参考P37）。

❹气滞型

气行不畅，导致肠道功能失调，无法畅快地排便。

症状　烦躁、易怒，感觉压力大，经常头痛、肩颈酸痛，经常嗳气、放屁、打嗝，喉咙有异物感等。

对策　改善气的运行 → 基础篇 气滞型（参考P27）。

❺体寒（阳虚）型

温暖身体的气少，导致体寒，肠道也无法正常蠕动，引起排便困难。

症状　手脚冰冷、脸色苍白，喜饮温热之物，容易排软便或腹泻，尿量多且颜色淡。

对策　温暖身体。

→ 入门篇 食物性质之温性或热性（参考P7）。

→ 基础篇 阳虚型（参考P26）。

❻体热（积热）型

过饮过食、饮酒过度等会给身体带来多余的热，致使大便干燥，难以排出。

症状　口渴，面色泛红、眼睛发红，便秘，皮肤发炎等。

对策　清除体内余热。

→ 入门篇 食物性质之寒性或凉性（参考P7）。

→ 基础篇 体热（积热型）（参考P68）。

❶肝失调型

肝功能失调，导致气行不畅，引起便秘。

症状 烦躁，脚抽筋，眼睛出现问题，出现头痛、肩颈酸痛等胀痛，压力大时所有不适症状都会加剧。

对策 增强肝功能 → 基础篇 肝（参考P45）。

❷脾失调型

消化器官虚弱，导致身体乏力，排便困难。

症状 食欲不振，容易疲劳，腹胀，饭后立即犯困，排软便，身上经常出现瘀青等。

对策 让脾功能恢复正常 → 基础篇 脾（参考P53）

❸肺失调型

肺和大肠相关，互为表里。当肺中气不足或有积热时，就会引起便秘。

症状 咳嗽（往往有痰），皮肤问题，容易感冒，呼吸困难、鼻子出现问题等。

对策 让肺功能恢复正常 → 基础篇 肺（参考P58）。

❹肾失调型

肾中的气不足时，或肾温暖身体的能力不足时，就会引起便秘。

症状　腰痛、腰腿乏力，耳朵出现问题，衰老加速，浮肿等。

对策　增强肾功能 → 基础篇 肾（参考P63）。

RECOMMEND

营养学 建议食用富含膳食纤维的食物，因为它们会在肠道内吸收水分，促进肠道蠕动，帮助排泄。另外，酸奶、纳豆等也有助于促进肠道蠕动，改善肠道环境。

膳食纤维 蔬菜、水果、海藻、豆类等。

穴位

气血、阴液不足 三阴交穴：四指并拢，将小指放在内脚踝最高的地方，此时食指所在的位置即为三阴交穴。按压该穴，可缓解身体不适。

压力引起的便秘 太冲穴：从大脚趾和二脚趾的中间向上推，碰触到骨头的地方，即为太冲穴。按压该穴，可缓解压力，改善便秘。

下腹部发冷时 关元穴：位于肚脐向下四指宽的地方。一边按压一边温暖该穴。

体内堆积多余热时 合谷穴：位于大拇指和食指之间，骨头相碰的地方。按压该穴，可消除体内余热。

参考　中医小词条　食积、肝郁气滞、湿热、脾胃虚弱、肝胃不和

消化器官失调

腹泻

腹泻是由过饮过食、压力、消化器官疲劳等原因引起的。食物中毒等也会造成腹泻。另外，湿度高时，也容易腹泻。

如果引起腹泻的原因是过饮过食，那么通过轻断食等方法减少饮食量后，即可恢复正常。为了不让压力引起腹泻，需要时不时地做做深呼吸，将压力释放出去。

通用的自我保养法

1 忌过饮过食

2 控制刺激性食物、油腻食物和酒

3 温暖身体

 远离刺激性食物，食用温暖的食物

请做好身体的保暖工作，特别是腹部。同时，在饮食上也要注意采用易消化的食材和方式，比如将食材煮至软烂等。冰冷、油腻的食物，酒、咖啡、香辛料等刺激性的食物和甜腻的食物等都应尽量控制。为了防止腹泻反复，在恢复常态之前，在饮食上

都要选择易消化的食物，并注意细嚼慢咽。如果腹泻持续时间长，请不要忘记补充水分和矿物质，以防脱水。腹泻也有可能是由其他身体问题造成的，建议去医院就诊。

❶气虚型、阳虚型

气不足，导致食物的消化和水液代谢无法正常进行，引起腹泻。这种情况大便一般呈水状，且混杂了未消化物。

症状　没干劲，容易感冒，手脚冰冷，饭后立即犯困，胃下垂等。

对策　补气 → 基础篇 气虚型（参考P26）。

❷气滞型

气行不畅，导致肠道功能不稳定，引起腹泻。这种类型的人可能会反复便秘和腹泻。

症状　易烦躁、易怒，感觉压力大，经常头痛、肩颈酸痛，经常嗳气、放屁、打嗝，喉咙有异物感等。

对策　改善气的运行 → 基础篇 气滞型（参考P27）。

❸水滞型

体内湿气积聚，湿又妨碍消化，使消化功能下降，引起腹泻。

症状　浮肿，身体发沉、倦怠无力，容易排软便或腹泻，头晕、恶心想吐，过敏等。

对策　改善津液的运行 → 基础篇 水滞型（参考P38）。

❹体寒（受寒、阳虚）型

身体因食用生冷食物等而受寒，导致体内湿气积聚，影响消化功能，进而引发腹泻。或者因为温暖身体的气不足，导致消化功能下降，引起腹泻。

症状　手脚冰冷、脸色苍白，喜饮温热之物，容易排软便或腹泻，尿量多且颜色淡。

对策　温暖身体。

→ 入门篇 食物性质之温性或热性（参考P7）。

→ 基础篇 阳虚型（参考P26）、体寒（参照P66）。

❺体热（积热）型

食用重口味、油腻的食物或饮酒后，体内会同时生成湿与热，造成腹泻。这种情况大便会呈黄色，且臭味很重。

症状　口渴，面色泛红、眼睛发红，便秘，皮肤发炎等。

对策　清除体内余热。

→ 入门篇 食物性质之寒性或凉性（参考P7）。

→ 基础篇 体热（积热型）（参考P68）。

❶肝失调型

受压力等影响，肝无法正常工作，导致气行不畅，引发腹泻。这种类型的人可能会反复便秘和腹泻。

症状　烦躁，脚抽筋，眼睛出现问题，出现头痛、肩颈酸痛等胀痛，压力大时所有不适症状都会加剧。

对策　增强肝功能 → 基础篇 肝（参考P45）。

❷脾失调型

消化器官虚弱，导致无法进行消化，引起腹泻。大便中会混杂未消化物。食用油腻的食物后，排便次数可能会增加。

症状　食欲不振，容易疲劳，腹胀，饭后立即犯困，排软便，身上经常出现瘀青等。

对策　让脾功能恢复正常 → 基础篇 脾（参考P53）。

❸肾失调型

肾温暖身体的能力不足，引起腹泻。常发生于黎明。

症状　腰痛、腰腿乏力，耳朵出现问题，衰老加速，浮肿等。

对策　增强肾功能 → 基础篇 肾（参考P63）。

RECOMMEND

营养学　为了防止脱水，必须注意补水，可通过汤、果汁等来补充水分和矿物质。饮食上应注意采用易消化吸收的食材或烹调方式，比如煮烂、切碎、过滤等，也要注意吃饭时尽量细嚼慢咽。同时还要控制生冷食物、油腻食物、刺激性食物和甜腻食物等的摄入。另外，因为消化功能失调，建议不要食用膳食纤维含量高的蔬菜和海藻。

穴位　**发冷引起的腹泻** 天枢穴：位于肚脐向外三指宽的地方。一边按压一边温暖该穴。

疲劳、发冷引起的腹泻 关元穴：位于肚脐向下四指宽的地方。一边按压一边温暖该穴。

压力过大引起的腹泻 足三里穴：位于膝盖骨外侧下方凹陷处往下四指宽的地方（小指所在处）。按压该穴，可缓解压力。

体热引起的腹泻 合谷穴：位于大拇指和食指之间，骨头相碰的地方。按压该穴，可缓解身体不适。

参考　**中医小词条**　湿热（脾胃）、寒湿、食积、脾胃虚弱、肾阳虚、气滞

精神失调

压力过大

　　造成压力的原因大致有三种。一是人际关系问题、对将来不安等引起的精神因素，二是因睡眠不足、身体疼痛、伤病、疲劳等引起的身体因素，三是受温度、噪音等影响的环境因素。除此之外，性格认真严谨的人、内向消极的人、顽固的人、怨天尤人的人往往更容易感觉到压力。容易受压力影响的五脏有肝、心和脾。肝与情绪、自律神经有关。心控制着精神、意识和思维。脾负责食物的消化吸收和输送。当感觉到压力时，肝、心、脾中的气行就会紊乱，从而引发功能失调。肝如果无法正常地推动气的运行，就会给脾造成负担（参考P5：　入门篇　五行相克）。

　　自律神经容易受压力影响而发生紊乱，可以通过腹式呼吸或深呼吸来调节自律神经。当感到烦躁时，也可通过深呼吸来平复心情。通过按压穴位来消除压力也不失为一个好方法。

　　和朋友交谈、将自己的心情写出来、运动、大声吼叫、哭泣等行为也能有效地释放压力，也可以花时间发展自己的兴趣爱好。总之，千万不要让压力积累下来。

1 进行腹式呼吸或深呼吸

2 通过交谈或书写的方式释放压力

3 运动、大声吼叫

 了解自己在什么情况下会感受到压力或烦躁

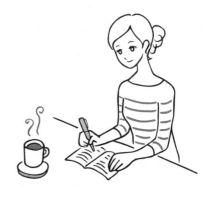

如果你觉得自己是因为性格原因容易感受到压力，那么请将自己感觉到压力的场景记录下来，以便下次更好地找到解决的方法。

从食疗的角度来讲，杏仁、乌龙茶、红茶、咖啡、茉莉花茶、绿茶具有抑制心神不宁和烦躁的功效。

❶气虚型

压力会造成身体疲劳。为了消除疲劳，身体就会消耗气，从而导致脏腑机能下降，引起失调。

症状　没干劲，容易感冒，手脚冰冷，饭后立即犯困，胃下垂等。

对策　补气 → 基础篇 气虚型（参考P26）。

❷血虚型

压力带来的疲劳感使血液循环不畅，从而导致脏腑机能下降，引起失调。精神也会因此变得不稳定。

症状　脸色苍白或蜡黄，头晕，皮肤干燥，失眠，月经不调等。

对策　补血 → (基础篇) 血虚型（参考P31）。

❸阴虚型

为身体降温的阴液不足，无法滋润肝和心，导致体内生热，引起失调。

症状　身体发热、上火，皮肤或眼睛干燥，盗汗、失眠等。

对策　滋补阴液 → (基础篇) 阴虚型（参考P37）。

❹气滞型

受压力影响，气行不畅，导致自律神经出现紊乱。

症状　易烦躁、易怒，感觉压力大，经常头痛、肩颈酸痛，经常嗳气、放屁、打嗝，喉咙有异物感等。

对策　改善气的运行 → (基础篇) 气滞型（参考P27）。

❺水滞型

气行不畅，导致消化器官的功能衰退，令湿气积留在体内。

症状　浮肿，身体发沉、倦怠无力，容易排软便或腹泻，头晕、恶心想吐，过敏等。

对策　改善津液的运行 → (基础篇) 水滞型（参考P38）。

❻体热（积热）型

受压力影响，气行变差，导致体内生热，进而引起失调。

症状　口渴，面色泛红、眼睛发红，便秘，皮肤发炎等。

对策　清除体内余热。

→ 入门篇 食物性质之寒性或凉性（参考P7）。

→ 基础篇 体热（积热型）（参考P68）

❶肝失调型

受压力影响，肝无法正常工作，导致气血运行不畅，自律神经紊乱。

症状　烦躁，脚抽筋，眼睛出现问题，出现头痛、肩颈酸痛等胀痛，压力大时所有不适症状都会加剧。

对策　增强肝功能 → 基础篇 肝（参考P45）。

❷心失调型

血液、阴液不足，无法给心提供充足的营养和滋润，导致心功能下降，生成热，引起失调。

症状　心悸，失眠，健忘，多梦，心神不宁等。

对策　增强心功能 → 基础篇 心（参考P49）。

❸脾失调型

疲劳导致气不足，运行不畅，功能衰退。

症状　食欲不振，容易疲劳，腹胀，饭后立即犯困，排软便，身上经常出现瘀青等。

对策　让脾功能恢复正常 → 基础篇 脾（参考P53）。

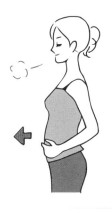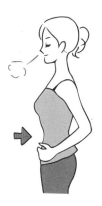

○ 腹式呼吸的方法

首先将背挺直，把手放在丹田（肚脐下方）附近，将气吐尽。然后用鼻子慢慢吸气，同时丹田附近发力，让肚子凸出来。最后花双倍于吸气的时间，一边让肚子凹进去，一边用嘴慢慢吐气。

RECOMMEND

营养学 人感觉到压力后，会分泌肾上腺素，但同时也会消耗维生素 C。请补充合成激素所需要的 B 族维生素和维生素 C。

B 族维生素 糙米、全麦面包、猪肉、鳗鱼、牡蛎等。

维生素 C 红彩椒、西蓝花、柿子等新鲜的蔬菜或水果。

穴位 **精神压力** 劳宫穴：握拳时中指指尖所碰触的地方即为劳宫穴。按压该穴，可缓解压力，放松身心。

胸闷 膻中穴：位于左右两乳头连线的中央。按压该穴，可缓解胸闷。

烦躁 太冲穴：从大脚趾和二脚趾的中间向上推，碰触到骨头的地方，即为太冲穴。按压该穴，可缓解烦躁。

参考 **中医小词条** 肝气郁结、肝郁化火、气滞痰瘀、心火旺、阴虚、心脾两虚

精神失调

情绪问题

不同的情感会影响不同的五脏（肝、心、脾、肺、肾）。比如，当肝出现异常时，就会滋生生气、烦躁的情感。反之亦然，如果经常生气、烦躁，也会增加肝的负担。消化器官虚弱的人往往多思虑。人适度地怀有喜、怒、悲、思、忧、恐、惊等情绪是好的，可以刺激人体。但是如果这七种情感太过剧烈，或持续时间太久，就会增加五脏的负担。因此，请在增强肝功能或其他比较虚弱的器官的功能时，好好地处理自己的各种情感。

通用的自我保养法

1 保证充足的睡眠

2 少喝冷饮

3 进行腹式呼吸或深呼吸

烦躁——肝失调型

烦躁、生气会让肝中的气血上逆。而肝中血液不足，又会让人易怒。

症状　烦躁，脚抽筋，眼睛出现问题，头痛，肩颈酸痛等胀痛、压力大时症状会加剧等。

对策　增强肝功能 → 基础篇 肝（参考P45）。

补血 → 基础篇 血虚型（参考P31）。

改善气的运行 → 基础篇 气滞型（参考P27）。

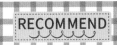

肝的穴位

血上头时 太冲穴：从大脚趾和二脚趾的中间向上推，碰触到骨头的地方，即为太冲穴。按压该穴，可缓解身体不适。

想要让大脑神清气爽时 天柱穴、风池穴：后脑勺发际线上，脖子中央的筋两边的凹陷处即为风池穴。从风池穴向内侧移动一指的距离，到达脖子粗筋上的那个地方即为天柱穴。按压该穴，可保持清醒。

想要缓解压力时 肝俞穴：从位于肩胛骨下端连线上的背骨向下数，第二根骨头两旁两指宽的地方，即为肝俞穴。按压该穴，可缓解压力。

过度喜乐——心失调型

开心、喜乐等情感如果太过剧烈，就会让心失去平衡，心气涣散，心神错乱，无法集中精神。过悲或过喜都会引起心失调。

反之，如果心的气血不足，人就有可能难以感觉到快乐。而且心失调时，人还会出现全身乏力、四肢发冷、出汗、头晕、精神萎靡不振、心慌气短、面色萎黄或者苍白等症状。

症状　心悸，失眠，健忘，多梦，心神不宁等。

对策　增强心功能 → 基础篇 心（参考P49）。

补气 → 基础篇 气虚型（参考P26）。

补血 → 基础篇 血虚型（参考P31）。

RECOMMEND

心的穴位

想要保持平常心时 神门穴：手心向上，手腕横纹上靠近小指方向的骨头内侧即为神门穴。按压该穴，可凝神静气。

想要冷静时 百会穴：位于头顶和两耳尖连线的交叉处。按压该穴，可缓解不安，帮助冷静。

想要控制情绪时 心俞穴：从低头时颈背交界处突出的骨头向下数，第五个突起的高骨两旁两指宽的地方，即为心俞穴。按压该穴，可帮助缓解烦躁等情绪，保持镇静。

过度思虑、心烦意乱——脾失调型

思虑和气相关，过度思虑会使气行郁滞，导致脾的输送功能下降，影响食欲。

当脾功能失调时，还会导致腹部不适、腹痛、腹胀、恶心、呕吐、腹泻等症状。

症状　食欲不振，容易疲劳，腹胀，饭后立即犯困，排软便，身上经常出现瘀青等。

对策　让脾功能恢复正常 → 基础篇 脾（参考P53）。

补气 → 基础篇 气虚型（参考P26）。

RECOMMEND

脾的穴位

冥思苦想时 风池穴：位于后脑勺的发际线上，脖子中央的筋两边，分别有一个凹陷处，按压下去会有痛感，即为风池穴。按压该穴，可帮助大脑保持清醒。

胸闷时 膻中穴：位于左右两乳头连线的中央。按压该穴，可缓解身体不适。

食欲不振时 脾俞穴：从位于肩胛骨下端连线上的背骨向下数，第四根骨头两旁两指宽的地方，即为脾俞穴。按压该穴，可刺激食欲。

容易意志消沉、悲观——肺失调型

悲伤或者忧虑会消耗气，损伤肺。另外，人体姿势朝下时，呼吸也会变浅。

症状　咳嗽（往往有痰），皮肤问题，容易感冒，呼吸困难、鼻子出现问题等。

对策　增强肺功能、润肺 → 基础篇 肺（参考P58）。

补气 → 基础篇 气虚型（参考P26）。

滋补阴液 → 基础篇 阴虚型（参考P37）。

RECOMMEND

肺的穴位

想要振作精神时 膻中穴：位于左右两乳头连线的中央。按压该穴，可缓解身体不适。

想要保持平常心时 神门穴：手心向上，手腕横纹上靠近小指方向的骨头内侧即为神门穴。按压该穴，可缓解身体不适。

想要精力充沛时 肺俞穴：从低头时颈背交界处突出的骨头向下数，第三个突起的高骨两旁两指宽的地方，即为肺俞穴。按压该穴，可缓解身体不适。

容易惊讶或恐惧—— 肾失调型

恐惧会让气下陷，过度恐惧甚至会导致大小便失禁。惊讶会让气行逆乱，过度惊讶甚至会让人失语瘫软。

症状　腰痛、腰腿乏力，耳朵出现问题，衰老加速，浮肿等。

对策　增强肾功能 → 基础篇 肾（参考P63）。

补气 → 基础篇 气虚型（参考P26）。

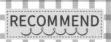

营养学　缺乏维生素 B_1 会导致精神不集中、烦躁、心神不宁。缺钙也会引起烦躁。色氨酸具有安定心神、催眠、镇痛、缓解抑郁的作用。维生素 B_6 是合成神经传达物质时必不可少的物质，如果不足，会引起烦躁。镁可以抑制神经兴奋，促进心神安定。因此，请积极地补充这三种营养物质，以及蛋白质和维生素 C。

维生素 B_1 猪肉、鳗鱼、黄豆、糙米等。

钙 牛奶、奶酪、小鱼干、小虾米等。

色氨酸 牛奶、奶酪、豆制品、香蕉等。

维生素 B_6 鸡胸肉、大蒜、三文鱼、金枪鱼、秋刀鱼等。

镁 杏仁、羊栖菜、干裙带菜、黄豆、纳豆等。

肾的穴位　提心吊胆时 肾俞穴：将手放在与肚脐同一水平线上的两侧腰骨，大拇指所碰触的地方即为肾俞穴。按压该穴，可缓解不安。

想要补气时 太溪穴：位于内脚踝后方的凹陷处。按压该穴，可缓解身体不适。

想要增加腹部力量时 气海穴：位于肚脐向下两指宽的地方。按压、温暖这个位置，可增强腹部力量。

女性常有的身体不适

体寒

引起体寒的原因有很多。除了气行不畅以外，气血不足也会导致体寒。气血不足型的人在补充不足之物的同时，还可搭配促进运行的食物一同食用，以获得更好的效果。

鲜生姜具有发汗的作用，可以在短时间内温暖身体，但无法持久。要想持续温暖身体，可以食用干生姜和肉桂。但是，阴虚的人和孕妇应慎用。

也可以使用香辛料，或增加甜味的黄糖。如果每天都喝茶的话，可以将茶叶换成发酵度较高的茶叶或煎焙过的茶叶。

通用的自我保养法

1 注意颈部、手腕、腰椎骨的保暖

2 忌冰冷的饮食物、生食和甜食

3 每天泡澡一次，让体温上升

4 做深蹲等增肌运动

不要让身体受寒

温暖身体固然重要，但更重要的是先保证身体不要受凉。请检查一下自己在日常生活中有没有一些行为习惯会让身体受凉，比如饮食或穿着。如果有的话，请尽量注意，这样才能更快地改善体寒的症状。除了注意饮食之外，还要多运动，增加肌肉量，以改善血液运行。

双脚冰冷会导致头部的血液运行不畅。可以通过勤梳头来加以改善。

在寒冷的地方或空调冷气下身体发冷，这是寒邪入侵身体的体现。这时，可以使用紫苏、大葱、生姜、艾草以及香辛料等来驱寒。

❶气虚型、阳虚型

温暖身体的气不足，导致体寒。

症状　没干劲，容易感冒，手脚冰冷，饭后立即犯困，胃下垂等。

对策　补气 → 基础篇 气虚型（参考P26）。

❷血虚型

血不足，无法运输温暖身体的气，导致体寒。

症状　脸色苍白或蜡黄，头晕，皮肤干燥，失眠，月经不调等。

对策　补血 → 基础篇 血虚型（参考P31）

❸气滞型

温暖身体的气运行不畅，导致体寒。

症状　易烦躁、易怒，感觉压力大，经常头痛、肩颈酸痛，经常嗳气、放屁、打嗝，喉咙有异物感等。

对策　改善气的运行 → 基础篇 气滞型（参考P27）。

❹血瘀型

血行不畅，无法运输温暖身体的气，导致体寒。

症状　肤色暗沉、没有光泽，长色斑或雀斑，脚上的血管明显鼓起，月经不调，头痛，肩颈酸痛等。

对策　改善血的运行 → 基础篇 血瘀型（参考P32）。

❺水滞型

体内积留多余水液，导致体寒。

症状　浮肿，身体发沉、倦怠无力，容易排软便或腹泻，头晕、恶心想吐，过敏等。

对策　改善津液的运行 → 基础篇 水滞型（参考P38）。

❻体寒（受寒、阳虚）型

为身体降温的"阴"多于让身体温暖的"阳"，导致体寒。或者因为温暖身体的气不足，导致水液代谢变差，进而导致体寒。

症状　手脚冰冷、脸色苍白，喜饮温热之物，容易排软便或腹泻，尿量多且颜色淡。

对策　温暖身体 。

→ 入门篇 食物性质之温性或热性（参考P7）。

→ 基础篇 阳虚型（参考P26）、体寒（参考P66）。

❶肝失调型

肝具有推动气行的功能。当肝功能衰退时，气的运行就会变得不畅。一般认为体寒是自律神经紊乱引起的，但中医认为是肝导致的。

症状　烦躁，脚抽筋，眼睛出现问题，出现头痛、肩颈酸痛等胀痛，压力大时所有不适症状都会加剧。

对策　增强肝功能　→　**基础篇** 肝（参考P45）。

❷心失调型

心负责血液的运行。当心功能衰退时，血液运行就会变得不通畅，导致体寒。

症状　心悸，失眠，健忘，多梦，心神不宁等。

对策　增强心功能　→　**基础篇** 心（参考P49）。

❸脾失调型

脾负责制造温暖身体的气。当脾功能衰退时，身体就会发冷。

症状　食欲不振，容易疲劳，腹胀，饭后立即犯困，排软便，身上经常出现瘀青等。

对策　让脾功能恢复正常　→　**基础篇** 脾（参考P53）。

❹肾失调型

肾被认为是身体的火种。当肾功能衰退时，身体就会发冷。

症状　腰痛、腰腿乏力，耳朵出现问题，衰老加速，浮肿等。

对策　增强肾功能　→　**基础篇** 肾（参考P63）。

营养学 建议主食、主菜和副菜搭配，均衡饮食。维生素 E 具有促进血液运行的功效。辣椒素和姜辣素具有发汗的功效，能够促进血液运行，因此也可以食用辣椒和生姜。

维生素 E 鳗鱼、王菜、杏仁、葵花籽油等。

穴位 **下半身发冷时** 三阴交穴：四指并拢，将小指放在内脚踝最高的地方，此时食指所在的位置即为三阴交穴。按压、温暖该穴。

代谢低下引起发冷时 肾俞穴：将手放在与肚脐在同一水平线上的两侧腰骨，大拇指所碰触的地方即为肾俞穴。按压、温暖该穴。

参考 **中医小词条** 气虚、血虚、气血两虚、气滞、血瘀、脾阳虚、肾阳虚、寒湿

女性常有的身体不适

身体发热、上火

身体发热、上火是上下寒热失衡的状态。原因有很多种，比如自律神经紊乱、饮食紊乱、更年期等。

可以通过温暖脚部来促进气血循环，调节上下的寒热平衡。

早睡有助于制造血液和阴液，血虚、阴虚之人尤其应该保证充足的睡眠时间。

足浴和半身浴也是不错的方法。泡澡虽然可以温暖身体，但也有可能会让气血上逆，因此不建议泡得太久。感觉上火或身体发热时，请先给脸和腋下降温，同时也要做好腹部和脚踝的保暖工作。

另外，也要注意控制会让身体降温的生冷食物、生蔬菜和寒性或凉性食材，也不要喝太多凉饮。

通用的自我保养法

1 早睡

2 忌凉饮

3 泡澡时间不宜过长

确认哪些地方该降温，哪些地方该保暖

上火和身体发热是上半身感觉到热的状态。为了散热，请穿着领口敞开的衣服或腋下通气性较好的衣服。

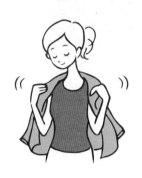

但是身体受凉也不好，建议随身携带围巾或披肩等，以适时调节。

脚部容易受凉，建议尽可能穿着保暖性强的袜子和鞋子。

❶气虚型

气不足，则无法均衡地分配热能量，身体便会感到发热或上火。当人体处于疲劳状态时还容易引发低热。

症状　没干劲，容易感冒，手脚冰冷，饭后立即犯困，胃下垂等。

对策　补气 → （基础篇）气虚型（参考P26）。

❷血虚型

血量变少，无法滋润身体，从而使身体感到发热或上火。

症状　脸色苍白或蜡黄，头晕，皮肤干燥，失眠，月经不调等。

对策　补血 → （基础篇）血虚型（参考P31）。

❸阴虚型

为身体降温的阴液不足，引发身体发热、上火的症状。

症状　身体发热、上火，皮肤或眼睛干燥，盗汗、失眠等。

对策　滋补阴液 → （基础篇）阴虚型（参考P37）。

❹气滞型

气行不畅、甚至停滞不行，化为热，让身体感到发热或上火。

症状　易烦躁、易怒，感觉压力大，经常头痛、肩颈酸痛，经常嗳气、放屁、打嗝，喉咙有异物感等。

对策　改善气的运行 → **基础篇** 气滞型（参考P27）。

❺血瘀型

血行不畅，导致气随血液一起停滞不行，化为热，让身体感到发热或上火。

症状　肤色暗沉、没有光泽，长色斑或雀斑，脚上的血管明显鼓起，月经不调，头痛、肩颈酸痛等。

对策　改善血的运行 → **基础篇** 血瘀型（参考P32）。

❶肝失调型

肝无法正常地推动气的运行，导致热量分配不均，从而使身体感到发热或上火。

症状　烦躁，脚抽筋，眼睛出现问题，出现头痛、肩颈酸痛等胀痛，压力大时所有不适症状都会加剧。

对策　增强肝功能 → **基础篇** 肝（参考P45）。

❷肾失调型

肾具有控制阴阳的功能，当肾功能减弱时，人体就会出现发热或上火的症状。

症状　腰痛、腰腿乏力，耳朵出现问题，衰老加速，浮肿等。

对策　增强肾功能 → 基础篇 肾（参考P63）。

RECOMMEND

营养学 通过均衡地补充维生素、矿物质，以及生成雌性激素的原材料——蛋白质，可以调节自律神经系统、免疫系统和人体激素的平衡。特别是跟性激素相关的维生素 E。如果发热、上火的原因是因为更年期，那肯定是由雌性激素减少引起的。因此，请积极地食用异黄酮（功效和雌激素类似）含量丰富的黄豆。绝经后，容易患骨质疏松症，可以同时补充钙和维生素 D。

维生素 E 鳗鱼、王菜、杏仁、葵花籽油等。

钙 牛奶、乳酪、小鱼干、小虾米等。

维生素 D 三文鱼、秋刀鱼、鳗鱼、木耳等。

穴位 身体发热、上火时 照海穴：位于内脚踝最高处向下一个大拇指宽的凹陷处。按压该穴，可缓解身体不适。

焦躁发热时 太冲穴：从大脚趾和二脚趾的中间向上推，碰触到骨头的地方，即为太冲穴。按压该穴，可缓解身体不适。

更年期时 涌泉穴：位于脚底、脚尖与脚跟连线前三分之一处的凹陷处，即为涌泉穴。按压该穴，可缓解身体不适。

参考 **中医小词条** 气虚、肝血虚、血瘀、肝郁气滞、肝肾阴虚

女性常有的身体不适

浮肿

日本由于其四面环海的地理位置，空气湿度较高，容易受湿气的影响。中国南方地区空气湿度也比较高，也容易受湿气的影响。除此之外，现在还有很多会让身体受寒的饮料和食物。而身体受寒又会影响水液代谢。

和体寒（参考P180）一样，要想消除身体浮肿，请先改变一些习惯，以防身体受寒。<mark>蛋白质、糖类、油脂、酒精、乳制品等会让湿和热积留在体内，体热的人建议尽量少吃。</mark>

如果小腿的肌肉比较发达，就能更好地发挥肌肉泵的作用，消除浮肿。

通用的自我保养法

1 按摩小腿

2 做好保暖工作

3 不要摄取过多盐分和水分

 改善水液代谢

浮肿大多是由负责水液代谢的"脾""肺""肾"的功能衰

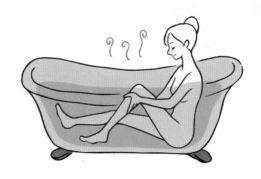

退引起的。除此之外，心失调和肝失调也可能会引起浮肿。通过"五脏检查表"发现自己心和肝比较虚弱的人，建议食用增强心功能和肝功能的食材。

如果水液代谢差，就无法将老旧废弃物排出体外。为了不让它发展成慢性疾病，请尽早采取对策进行调养。

还有一种比较特殊的情况，当风邪（一般会出现恶寒、发热等感冒症状）入侵体内时，也会引起上半身的浮肿。

❶气虚型、阳虚型

气是推动水液运行的能量，当气不足时，身体就会浮肿。

症状　没干劲，容易感冒，手脚冰冷，饭后立即犯困，胃下垂等。

对策　补气 → 基础篇 气虚型（参考P26）。

❷气滞型

气是推动水液运行的能量，当气行不畅时，就会导致水液代谢变差，引起浮肿。

症状　易烦躁、易怒，感觉压力大，经常头痛、肩颈酸痛，经常嗳气、放屁、打嗝，喉咙有异物感等。

对策　改善气的运行 → **基础篇** 气滞型（参考P27）。

❸水滞型

体内积留多余水液，引起浮肿。

症状　浮肿，身体发沉、倦怠无力，容易排软便或腹泻，头晕、恶心想吐，过敏等。

对策　改善津液的运行 → **基础篇** 水滞型（参考P38）。

❹体寒（受寒、阳虚）型

身体受寒，导致水液代谢变差，引起浮肿。或者因为温暖身体的气不足，导致体寒，进而使水液代谢变差，引起浮肿。

症状　手脚冰冷、脸色苍白，喜饮温热之物，容易排软便或腹泻，尿量多且颜色淡。

对策　温暖身体。

→ **入门篇** 食物性质之温性或热性（参考P7）。

→ **基础篇** 阳虚型（参考P26）、体寒（参考P66）。

❺体热（积热）型

如果食用过多油腻、辛辣、甜腻的食物，或饮酒过度，体内就会产生多余的湿和热，给消化器官增加负担，从而引起浮肿。

症状　口渴，面色泛红、眼睛发红，便秘，皮肤发炎等。

对策　清除体内余热。

→ **入门篇** 食物性质之寒性或凉性（参考P7）。

→ **基础篇** 体热（积热型）（参考P68）。

❶脾失调型

脾功能衰退，无法将营养和水液向上输送，从而引起浮肿。

症状　食欲不振，容易疲劳，腹胀，饭后立即犯困，排软便，身上经常出现瘀青，全身浮肿。

对策　让脾功能恢复正常 → 基础篇 脾（参考P53）。

❷肺失调型

肺通过呼吸输送、排泄体内水液的功能下降，引起浮肿。

症状　咳嗽（往往有痰），皮肤问题，容易感冒，呼吸困难、鼻子出现问题，脸部和上半身浮肿等。

对策　增强肺功能、润肺 → 基础篇 肺（参考P58）。

❸肾失调型

肾排泄多余水液的功能失调，引起浮肿。

症状　腰痛、腰腿乏力，耳朵出现问题，衰老加速，下半身浮肿等。

对策　增强肾功能 → 基础篇 肾（参考P63）。

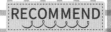

营养学 体内水液是通过钾和钠的平衡来调节的。如果钾不足，钠就会和水液一起进入细胞内部，引起浮肿。请充分补充钾，同时控制钠的摄入。盐中含有钠，做菜时不要放太多盐。

钾 水果（牛油果、香蕉等）、蔬菜（菠菜等）、薯类（芋头等）、海藻（海带等）、黄豆等。

穴位

眼睛肿 太阳穴：从眉毛和外眼角的中间向后大约一指宽，稍微有点凹陷的地方，即为太阳穴。按压该穴，可缓解身体不适。

脸肿 天容穴：位于下颌角后方，双耳下方。按压该穴，可缓解身体不适。

下半身浮肿 肾俞穴：将手放在与肚脐在同一水平线上的两侧腰骨，大拇指所碰触的地方即为肾俞穴。按压该穴，可缓解身体不适。

代谢低下引起的浮肿 太溪穴：位于内脚踝后方的凹陷处。按压该穴，可缓解身体不适。

下半身浮肿 三阴交穴：四指并拢，将小指放在内脚踝最高的地方，此时食指所在的位置即为三阴交穴。按压该穴，可缓解身体不适。

参考 **中医小词条** 脾阳虚、肺气虚、肾阳虚、气滞、寒湿、温热

女性常有的身体不适

不孕不育

按压腹部时，感觉僵硬的人大多是气血运行不畅。而过于柔软的人，则大多是气不足。

子宫寒冷会导致雌性激素分泌减少，卵子发育不良，即使受精，受精卵也难以着床，导致不孕不育。

气血阴液不足的人，建议补充气血阴液，并且同时促进气血运行。而气血运行不畅的人则可通过运动进行改善。

压力过大，气的运行也会变得不畅。

在调理身体的同时，也要放宽心态，让心神安定，这十分重要。早睡早起有利于调节激素的平衡。

23点至次日凌晨3点是阴阳交替的时间，也是净化旧血、制造新血的时间。这段时间对于调节阴阳平衡至关重要，要想养生，就请保证在这段时间内已进入梦乡。

通用的自我保养法

1 早睡早起

2 适度运动

3 放宽心态，不要积攒压力

让肾焕发活力

肾掌管着激素分泌和生殖活动，不孕不育和肾功能衰退有着很大的关系。请积极地食用山药、黑色食材（黑豆、黑芝麻等）、虾、枸杞等补肾食材。小虾米可以用于炖菜、汤羹、拌菜等，将它作为常备食材经常食用吧。

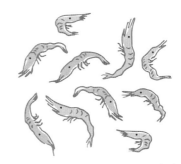

有助于增强肾功能、缓解腰腿发冷的小虾米

❶气虚型、阳虚型

这一类型的人往往体力不足。温暖身体的能力不足，导致子宫寒冷，功能减退。

症状　没干劲，容易感冒，手脚冰冷，饭后立即犯困，胃下垂等。

对策　补气 → **基础篇** 气虚型（参考P26）。

❷血虚型

血不足，无法将营养输送至子宫，导致子宫功能衰退。

症状　脸色苍白或蜡黄，头晕，皮肤干燥，失眠，月经不调等。

对策　补血 → **基础篇** 血虚型（参考P31）。

❸阴虚型

阴液不足、导致子宫缺乏滋润。情况严重时，还会让子宫内积热。

症状　身体发热、上火，皮肤或眼睛干燥，盗汗、失眠等。

对策　滋补阴液 → 基础篇 阴虚型（参考P37）

❹气滞型

气行不畅，血行也随之变得不通畅，导致血液无法顺利地被输送至子宫。

症状　易烦躁、易怒，感觉压力大，经常头痛、肩颈酸痛，经常嗳气、放屁、打嗝，喉咙有异物感等。

对策　改善气的运行 → 基础篇 气滞型（参考P27）。

❺血瘀型

血行不畅，导致子宫内积留多余的血。

症状　肤色暗沉、没有光泽，长色斑或雀斑，脚上的血管明显鼓起，月经不调，头痛、肩颈酸痛等。

对策　改善血的运行 → 基础篇 血瘀型（参考P32）。

❻水滞型

湿阻碍气血运行，从而影响子宫。

症状　浮肿，身体发沉、倦怠无力，容易排软便或腹泻，头晕、恶心想吐，过敏等。

对策　改善津液的运行 → 基础篇 水滞型（参考P38）。

❼体寒（受寒、阳虚）型

身体受寒，导致子宫变得寒冷，功能衰退。温暖身体的气不足也会导致子宫变得寒冷，功能减弱。

症状　手脚冰冷、脸色苍白，喜饮温热之物，容易排软便或腹泻，尿量多且颜色淡。

对策　温暖身体。

→ 入门篇 食物性质之温性或热性（参考P7）。

→ 基础篇 阳虚型（参考P26）、体寒（参考P66）。

❶肝失调型

肝无法正常地推动气的运行，导致子宫受寒，功能减弱。

症状　烦躁，脚抽筋，眼睛出现问题，出现头痛、肩颈酸痛等胀痛，压力大时所有不适症状都会加剧。

对策　增强肝功能 → 基础篇 肝（参考P45）。

❷肾失调型

肾掌控生殖，当肾功能因为气血津液不足而衰退时，会导致不孕不育。

症状　腰痛、腰腿乏力，耳朵出现问题，衰老加速，浮肿等。

对策　增强肾功能 → 基础篇 肾（参考P63）。

营养学 建议补充叶酸、蛋白质、铁、锌、B 族维生素、维生素 A、维生素 E 和钙，特别是叶酸、铁和锌。叶酸有助于增强子宫内膜、促进子宫内的血液运行、预防胎儿发育障碍。铁可以促进血液生成、改善子宫环境。而锌能够刺激雌性激素的分泌，同时也是胎儿发育所不可或缺的物质。

叶酸 动物肝脏、王菜、西蓝花、菠菜、毛豆等。

铁 动物肝脏、红肉、沙丁鱼、金枪鱼、羊栖菜、油菜、菠菜等。

※ 人体对动物性食材中铁的吸收率更高。

锌 牡蛎、牛肩肉、冻豆腐、黄豆等。

※ 怀孕期间，维生素 A 摄取过多，会增加胎儿畸形的风险。请注意维生素 A 含量丰富的动物肝脏的摄入量。

穴位 **温暖腹部的穴位** 关元穴：位于肚脐向下四指宽的地方。按压、温暖该穴位。

女性的穴位 三阴交穴：四指并拢，将小指放在内脚踝最高的地方，此时食指所在的位置即为三阴交穴。按压该穴位，可改善各种女性常有的身体不适。

血行不畅时 血海穴：位于膝盖骨内侧上角向上三指宽的地方。按压该穴位，可促进血液循环。

增强生殖器官功能 肾俞穴：将手放在与肚脐在同一水平线上的两侧腰骨，大拇指所碰触的地方即为肾俞穴。按压该穴位，可增强生殖器功能。

参考 **中医小词条** 气血两虚、肝郁气滞、血瘀、肾阴虚、肾阳虚、痰湿

女性常有的身体不适

痛经

没有痛经才是正常的。痛经和肝、肾关系密切，是由气血不足或气血运行不畅引起的。因此，痛经也是测试身体是否健康的试金石。

正常情况下，月经周期为28天左右（21～35天为正常范围），持续3～7天（很多人都是4～5天）。量多的时候，1片超长卫生巾仅可以支撑2小时左右。经血颜色为红色，不黏稠，没有血块。生理期是排出体内老旧废弃物的排毒期。

要想减轻生理疼痛，就要在生理期保持平和的心态，这样才能减少气血的消耗。同时也要保持心情舒畅，不积攒压力。

要想改善腰部的血液运行，请平时多转动骨盆（生理期不建议做）。气虚、血虚和气滞的经前期综合征（PMS）不同，请分别确认。

通用的自我保养法

1 释放压力

2 不偏食

3 保持平和的心态

温暖身体，远离刺激性食物

气虚、体寒的人身体温暖之后，痛经会有所缓解。要想减轻疼痛，建议补充气血，并促进其运行。体热的人请控制香辛料等刺激性食物和酒的摄入。

偏食不仅会导致身体无法制造气血，还会令寒热失衡。

只需调整平时的饮食，也能改善痛经。

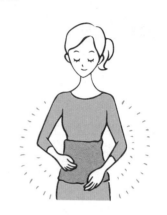

❶气虚型、阳虚型

气不足，无法温暖身体，导致体寒，血行不畅。症状主要有经血量减少或增多、月经周期缩短、出血不正常等。

症状　没干劲，容易感冒，手脚冰冷，饭后立即犯困，胃下垂等。

对策　补气 → 基础篇 气虚型（参考P26）。

❷血虚型

血量少，血行不畅，引起疼痛。很多时候气虚也会同时发生。月经后期或月经结束后还会感觉疼痛，经血颜色淡且量少。

症状　脸色苍白或蜡黄，头晕，皮肤干燥，失眠，月经不调等。

对策　补血 → 基础篇 血虚型（参考P31）。

❸气滞型

气行停滞，导致血液也无法运行，从而引起疼痛。月经前有胀痛感，但月经开始后，疼痛会有所缓解。

症状　易烦躁、易怒，感觉压力大，经常头痛、肩颈酸痛，经常嗳气、放屁、打嗝，喉咙有异物感等。

对策　改善气的运行 → **基础篇** 气滞型（参考P27）。

❹血瘀型

血行不畅，引起疼痛。疼痛剧烈，像针刺一样。经血颜色呈暗红色，且有肝状物。

症状　肤色暗沉、没有光泽，长色斑或雀斑，脚上的血管明显鼓起，月经不调，头痛、肩颈酸痛等。

对策　改善血的运行 → **基础篇** 血瘀型（参考P32）。

❺水滞型

湿寒或湿热同时出现，导致气血运行不畅，引发疼痛。

症状　浮肿，身体发沉、倦怠无力，容易排软便或腹泻，头晕、恶心想吐，过敏等。

对策　改善津液的运行 → **基础篇** 水滞型（参考P38）。

❻体寒（受寒、阳虚）型

因为温暖身体的气不足等原因导致体寒，血液运行不畅，引起疼痛。当身体暖和起来后，疼痛就会有所缓解。

症状　手脚冰冷、脸色苍白，喜饮温热之物，容易排软便或腹泻，尿量多且颜色淡。

对策　温暖身体。

→ 入门篇 食物性质之温性或热性（参考P7）。

→ 基础篇 阳虚型（参考P26）、体寒（参考P66）。

❼体热（积热）型

湿和热同时出现，导致气血运行变差，引起疼痛。疼痛剧烈，伴有灼热感。当身体温暖之后，疼痛甚至会加剧。

症状　口渴，面色泛红、眼睛发红，便秘，皮肤发炎等。

对策　清除体内余热。

→ 入门篇 食物性质之寒性或凉性（参考P7）。

→ 基础篇 体热（积热型）（参考P68）。

❶肝失调型

肝具有储藏血的功能，与月经关系密切。症状有下腹部两侧疼痛、胸胀等。

症状　烦躁，脚抽筋，眼睛出现问题，出现头痛、肩颈酸痛等胀痛，压力大时所有不适症状都会加剧。

对策　增强肝功能 → 基础篇 肝（参考P45）。

❷肾失调型

肾与生殖功能相关，和月经也关系密切。症状为下腹部到腰部之间的疼痛。

症状　腰痛、腰腿乏力，耳朵出现问题，衰老加速，浮肿等。

对策　增强肾功能 → 基础篇 肾（参考P63）。

RECOMMEND

营养学　维生素 B₆ 可以促进合成月经前减少的 5- 羟色胺。如果在月经前补充了维生素 B₆，就可以缓解经前期综合征（PMS）的症状。除此之外，也可以补充促进血液运行、调节激素平衡的维生素 E。黄豆中含有大量功能与雌性激素相似的异黄酮。

维生素 B₆ 鸡胸肉、大蒜、三文鱼、金枪鱼、秋刀鱼等。

维生素 E 鳗鱼、王菜、杏仁、葵花籽油等。

穴位　**下腹部疼痛时** 中极穴：位于肚脐向下五指宽的地方。按压、温暖该穴位。

血块多时 血海穴：位于膝盖骨内侧上角向上三指宽的地方。按压该穴位，可缓解不适症状。

有寒症时 三阴交穴：四指并拢，将小指放在内脚踝最高的地方，此时食指所在的位置即为三阴交穴。按压该穴位，改善寒症。

参考　**中医小词条**　气虚、血虚、阳虚、气滞、血瘀、寒湿、湿热

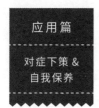

美容问题

衰老

女性年龄每逢7的倍数，身体就会发生很大的变化。男性则是每逢8的倍数。事实上，确实有很多女性在35岁前后、42岁前后身体出现失调。预防衰老的关键在于要尽早。

想要预防衰老，及时排出身体里的老旧废弃物，同时补充身体所需要的物质这一点非常重要。与衰老关系最密切的是脏器是肾。肾是储存生命力之源——精的场所。精是生长、发育、生殖的基础物质。当精不足、肾功能衰退时，就会出现腰痛、听力下降、长白头发、骨头变脆弱等让人感觉衰老的症状。

通用的自我保养法

1 保证充足的睡眠

2 注意饮食均衡

3 坚持运动和拉伸

4 排出老旧废弃物

及时排除体内老旧废弃物，补充气血

脾是化生构成身体的基本物质，即"气、血、津液"的场所。气、血、津液不仅对脏腑很重要，也是推动身体活动所不可或缺的物质。如果气、血、津液不足，人体就会加速衰老。如果气不足，身体就会发冷，出现呼吸变浅、气喘、漏尿等症状。随着年龄的增长，身体排出老旧废弃物的能力会逐渐降低，生成气、血、津液的能力也会逐渐减退。因此，一定要增强对排出和补充这两方面的意识。

另外，被皮肤衰老所困扰的人也要注意增强肺功能。呼吸是由肺和肾负责的，深呼吸有助于吸入身体所需的氧气，排出不需要的二氧化碳。

❶气虚型、阳虚型

气不足导致消化器官的功能降低。气温暖身体的功能也会降低，导致衰老加速。

症状　没干劲，容易感冒，手脚冰冷，饭后立即犯困，胃下垂等。

对策　补气 →　**基础篇** 气虚型（参考P26）。

❷血虚型

血不足，无法将营养输送至全身，导致记忆力衰退，衰老加速。

症状　脸色苍白或蜡黄，头晕，皮肤干燥，失眠，月经不调等。

对策　补血 →　**基础篇** 血虚型（参考P31）。

❸阴虚型

滋润身体的物质减少，导致皮肤干燥，衰老加速，出现皱纹，记忆力衰退等症状。

症状　身体发热、上火，皮肤或眼睛干燥，盗汗、失眠等。

对策　滋补阴液 → 基础篇 阴虚型（参考P37）。

❹体寒（阳虚）型

体寒会导致内脏功能衰退，制造气血津液的能力下降，从而加速衰老。

症状　手脚冰冷、脸色苍白，喜饮温热之物，容易排软便或腹泻，尿量多且颜色淡。

对策　温暖身体。

→ 入门篇 食物性质之温性或热性（参考P7）。

→ 基础篇 阳虚型（参考P26）。

❶脾失调型

脾功能衰退，无法化生出气血津液，从而加速衰老。

症状　食欲不振，容易疲劳，腹胀，饭后立即犯困，排软便，身上经常出现瘀青等。

对策　让脾功能恢复正常 → 基础篇 脾（参考P53）。

❷肾失调型

肾是储藏生命之源——精的场所，与生长、发育、衰老息息相关。肾功能衰退，会加速衰老。

症状　腰痛、腰腿乏力，耳朵出现问题，衰老加速，浮肿等。

对策　增强肾功能 → 基础篇 肾（参考P63）。

RECOMMEND

营养学　预防衰老需要做好抗氧化和抗炎症的工作。建议补充具有抗氧化作用和抗炎症作用的维生素 A、维生素 C、维生素 E，以及具有抗炎症作用的维生素 D 和锌。

维生素 A 鳗鱼、动物肝脏、黄绿色蔬菜等。

维生素 C 红彩椒、西蓝花、柿子等新鲜的蔬菜和水果。

维生素 E 鳗鱼、王菜、杏仁、葵花籽油等。

维生素 D 三文鱼、秋刀鱼、鳗鱼、木耳等。

锌 牡蛎、牛肩肉、冻豆腐、黄豆等。

穴位　排尿问题 太溪穴：位于内脚踝后方的凹陷处。按压该穴位。

血液运行不畅 涌泉穴：位于脚底、脚尖与脚跟连线前三分之一处的凹陷处。按压该穴位，促进血液循环。

黑眼圈、眼部松弛 四白穴：位于瞳孔正下方、眼眶下缘的凹陷处。按压该穴位，改善眼周问题。

法令纹 迎香穴：位于鼻翼两侧法令纹的起点。按压该穴位，改善法令纹。

参考　中医小词条　脾胃虚弱、血虚、肾阴虚、肾阳虚、肾精不足

美容问题

色斑、肤色暗沉

皮肤受到紫外线照射后，会生成黑色素。黑色素一旦沉积，就会形成色斑。

日常生活不注重养生，疲劳、压力等就会让内脏功能减弱，导致气血不足或运行不畅。如果因此造成了血瘀，那么细胞周期就会延长，导致皮肤暗沉或长色斑。

通用的自我保养法

1 外出时做好防紫外线工作

2 保证充足的睡眠

 想要拥有完美的肌肤，就让肝和肾充分休息吧！

随着年龄的增长，肝和肾的功能会不断减弱，引发各种症状。

肝和肾是相生相助的关系。要想拥有通透明亮的肌肤，就应多食用有助于增强肝肾功能的食材。同时还必须补充气血，促进气血的运行，从源头解决血瘀。

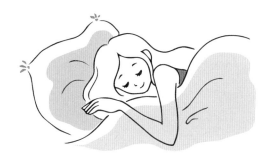

另外，保证充足的睡眠，让肝和肾得到充分的休息，保持激素的平衡也十分重要。

❶气虚型、阳虚型

气不足导致血行不畅，形成色斑，肤色也变得暗沉。

症状　没干劲，容易感冒，手脚冰冷，饭后立即犯困，胃下垂等。

对策　补气 → **基础篇** 气虚型（参考P26）。

❷血虚型

血不足，无法将营养输送至皮肤，造成肤色暗沉、长色斑。

症状　脸色苍白或蜡黄，头晕，皮肤干燥，失眠，月经不调等。

对策　补血 → **基础篇** 血虚型（参考P31）。

❸阴虚型

身体因滋润不足而生热，形成色斑，肤色也变得暗沉。

症状　身体发热、上火，皮肤或眼睛干燥，盗汗、失眠等。

对策　滋补阴液 → **基础篇** 阴虚型（参考P37）。

❹气滞型

气行停滞，导致血液运行停滞，无法将营养和滋润输送至皮肤，造成肤色暗沉、长色斑。

症状　易烦躁、易怒，感觉压力大，经常头痛、肩颈酸痛，经常嗳气、放屁、打嗝，喉咙有异物感等。

对策　改善气的运行 → 基础篇 气滞型（参考P27）。

❺血瘀型

血液运行停滞，导致色素沉淀、形成色斑，肤色也变得暗沉。

症状　肤色暗沉、没有光泽，长色斑或雀斑，脚上的血管明显鼓起，月经不调，头痛、肩颈酸痛等。

对策　改善血的运行 → 基础篇 血瘀型（参考P32）。

❻体寒（阳虚）型

温暖身体的气不足，导致血行变差、形成色斑。

症状　手脚冰冷、脸色苍白，喜饮温热之物，容易排软便或腹泻，尿量多且颜色淡。

对策　温暖身体 。

→ 入门篇 食物性质之温性或热性（参考P7）。

→ 基础篇 阳虚型（参考P26）。

❶肝失调型

肝和气血的运行有关，当肝功能减弱时，气血运行会变得不通畅，形成色斑，肤色就会变得暗沉。

症状　烦躁，脚抽筋，眼睛出现问题，出现头痛、肩颈酸痛等胀痛，压力大时所有不适症状都会加剧。

对策　增强肝功能 → 基础篇 肝（参考P45）。

❷肾失调型

肾功能衰退会导致激素失衡，进而形成色斑。

症状　腰痛、腰腿乏力，耳朵出现问题，衰老加速，浮肿等。

对策　增强肾功能 → 基础篇 肾（参考P63）。

RECOMMEND

营养学　皮肤表面受紫外线照射后，会生成大量黑色素。建议补充可以防止黑色素沉淀的维生素C，以及具有很强的抗氧化作用的维生素E。另外，维生素B₂有助于细胞再生，可以提高肌肤的新陈代谢，有助于黑色素的排泄。如果同时搭配有利于形成新细胞的叶酸食用，可以获得更好的效果。

维生素C 红彩椒、西蓝花、柿子等新鲜的蔬菜和水果。

维生素E 鳗鱼、王菜、杏仁、葵花籽油等。

维生素B₂ 动物肝脏、青花鱼、秋刀鱼、牛奶、纳豆等。

叶酸 动物肝脏、王菜、西蓝花、菠菜、毛豆等。

穴位　黄褐斑 太阳穴：从眉毛和外眼角的中间向后大约一指宽，稍微有点凹陷的地方，即为太阳穴。按压该穴位，可改善皮肤状态。

雀斑 四白穴：位于瞳孔正下方、眼眶下缘的凹陷处。按压该穴位，可改善皮肤状态。

肌肤代谢差 肾俞穴：将手放在与肚脐在同一水平线上的两侧腰骨，大拇指所碰触的地方即为肾俞穴。按压该穴位，促进肌肤新陈代谢。

参考　**中医小词条**　气虚、血虚、气滞血瘀、肝肾不足、肾阳虚

美容问题

皮肤干燥

造成皮肤干燥的原因除了空气干燥以外，还有体内水分不足，无法通过毛孔滋养皮肤。

体内提供营养的血液和滋润身体的津液不足，导致肌肤无法获得充足的营养和滋润，变得干燥。当气不足时，血和津液也无法输送至肌肤，从而造成皮肤干燥。而过度消耗气血津液，会进一步加剧干燥症状，建议保证充足的睡眠。

通用的自我保养法

1 控制辛辣、刺激性食物和酒

2 做好保湿工作

3 保证充足的睡眠

 通过食物改善皮肤状态

银耳可以滋润肌肤，具有很好的美容功效，可以用它来做菜，也可以将它做成甜品。据说，银耳炖煮时间越久，越容易煮出胶质，也更容易被身体吸收。

如果感觉皮肤黏糊糊的，那肯定是受湿的影响。此时，应食用祛湿的食材（参考P38）。

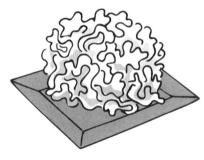

有助于滋润身体和美容的银耳

❶气虚型

气具有将血和津液输送到全身的作用。当气不足时，就无法滋养肌肤。

症状　没干劲，容易感冒，手脚冰冷，饭后立即犯困，胃下垂等。

对策　补气 → 基础篇 气虚型（参考P26）。

❷血虚型

血不足，无法给肌肤提供营养和滋润，从而使肌肤变得干燥，有时候还会出现瘙痒的症状。

症状　脸色苍白或蜡黄，头晕，皮肤干燥，失眠，月经不调等。

对策　补血 → 基础篇 血虚型（参考P31）。

❸阴虚型

阴液不足，导致皮肤干燥毛糙。

症状　身体发热、上火，皮肤或眼睛干燥，盗汗、失眠等。

对策　滋补阴液 → 基础篇 阴虚型（参考P37）。

❹体热（积热）型

体内有余热，导致滋润肌肤的水液不足，引发炎症，最终让皮肤变得干燥。

症状　口渴，面色泛红、眼睛发红，便秘，皮肤发炎等。

对策　清除体内余热。

→ (入门篇) 食物性质之寒性或凉性（参考P7）。

→ (基础篇) 体热（积热型）（参考P68）。

❶脾失调型

脾功能减弱，生成气、血、津液的能力也随之降低，导致气、血、津液不足。

症状　食欲不振，容易疲劳，腹胀，饭后立即犯困，排软便，身上经常出现瘀青等。

对策　让脾功能恢复正常 → (基础篇) 脾（参考P53）。

❷肺失调型

肺和皮肤相关，当肺功能减弱时，就无法通过毛孔滋养肌肤，从而造成皮肤干燥。

症状　咳嗽（往往有痰），皮肤问题，容易感冒，呼吸困难、鼻子出现问题等。

对策　增强肺功能、润肺 → (基础篇) 肺（参考P58）。

❸肾失调型

水液代谢是由肾来主持和调节的。当肾功能降低时，人体所需的水液就无法输送到全身，皮肤就变得干燥。

　　症状　腰痛、腰腿乏力，耳朵出现问题，衰老加速，浮肿等。

　　对策　增强肾功能 → （基础篇）肾（参考P63）。

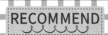

营养学 建议补充具有滋润肌肤功效的维生素A。另外，肌肤是由蛋白质构成的，可以同时确认自己是否缺少蛋白质。保湿离不开胶原蛋白，因此还可以补充有助于生成胶原蛋白的维生素C。

维生素A 鳗鱼、动物肝脏、黄绿色蔬菜等。

蛋白质 鱼类、肉类、鸡蛋、黄豆、豆制品。

维生素C 红彩椒、西蓝花、柿子等新鲜的蔬菜和水果。

穴位 **缓解皮肤干燥** 肺俞穴：从低头时颈背交界处突出的骨头向下数，第三个突起的高骨两旁两指宽的地方，即为肺俞穴。按压该穴位，可改善皮肤干燥问题。

改善血液运行 血海穴：位于膝盖骨内侧上角向上三指宽的地方。按压该穴位，可促进血液循环。

提高水液代谢 阴陵泉穴：手指沿着胫骨内侧从下往膝盖方向推，直至手指停下，这个地方就是阴陵泉穴。按压该穴位，可提高水液代谢。

参考　**中医小词条**　气虚、血虚、阴虚、血热

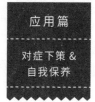

应用篇

对症下策 &
自我保养

美容问题

痘痘

皮肤问题基本都与肺有关，但是肝和消化器官（脾胃）有时候也会引发皮肤问题。压力、生活节奏紊乱会导致内脏功能衰退、失调，从而引发皮肤问题。激素分泌失调也会引发痘痘。请保证充足的睡眠，并有规律地排便，将体内的老旧废弃物排出体外。经常便秘的人可通过改善便秘（参考P160）来解决皮肤问题。

通用的自我保养法

1 控制辛辣、油腻的食物

2 保证充足的睡眠

3 有规律地排便

 打造完美肌肤

食用辛辣、油腻的食物或暴饮暴食会令身体，特别是胃堆积热，导致皮肤问题更加严重，应尽量加以控制。绿茶有助于清除体内余热，长痘痘时，请将平时喝的饮料换成绿茶。薏仁也具有很好的美肤效果，可以帮助人体清除余热和多余的水分。可以将磨碎的薏仁和大米放在一起煮熟后食用。

❶气滞型

受压力影响，气行停滞，导致体内积热，滋生痘痘。

症状　烦躁、易怒，感觉压力大，经常头痛、肩颈酸痛，经常嗳气、放屁、打嗝，喉咙有异物感等。

对策　改善气的运行 → **基础篇** 气滞型（参考P27）。

❷血瘀型

当血行不畅遇到湿和热时，痘痘不仅会出现在脸部，还会蔓延到胸口和后背。

症状　肤色暗沉、没有光泽，长色斑或雀斑，脚上的血管明显鼓起，月经不调，头痛、肩颈酸痛等。

对策　改善血的运行 → **基础篇** 血瘀型（参考P32）。

❸水滞型

体内有多余的水液，导致热无法散发出去，只能积留在体内，令皮肤滋生痘痘。

症状　浮肿，身体发沉、倦怠无力，容易排软便或腹泻，头晕、恶心想吐，过敏等。

对策　改善津液的运行 → **基础篇** 水滞型（参考P38）。

❹体热（积热）型

热无法顺利地散发至体外，导致皮肤长痘痘。

症状　口渴，面色泛红、眼睛发红，便秘，皮肤发炎等。

对策　清除体内余热。

→ 入门篇 食物性质之寒性或凉性（参考P7）。

→ 基础篇 体热（积热型）（参考P68）。

❶肝失调型

肝功能失调，导致气行不畅，滋生痘痘。

症状　烦躁，脚抽筋，眼睛出现问题，出现头痛、肩颈酸痛等胀痛，压力大时所有不适症状都会加剧。

对策　增强肝功能 → 基础篇 肝（参考P45）。

❷脾失调型

消化器官功能衰退，导致水液代谢失调，体内积湿，诱发痘痘。如果胃中积热，嘴周就容易长痘痘。

症状　食欲不振，容易疲劳，腹胀，饭后立即犯困，排软便，身上经常出现瘀青等。

对策　让脾功能恢复正常 → 基础篇 脾（参考P53）。

❸肺失调型

肌肤原本就比较脆弱，容易干燥。当肺中积热后，更容易长痘痘。

症状　咳嗽（往往有痰），皮肤问题，容易感冒，呼吸困难、鼻子出现问题等。

对策　增强肺功能、润肺 → 基础篇 肺（参考P58）。

营养学 请补充有助于维持肌肤健康的维生素 A 和维生素 B$_6$，同时维生素 B$_2$ 有助于促进细胞再生，令肌肤光彩亮人。当维生素 B$_2$ 不足时，就容易长痘痘。可同时搭配有助于生成新细胞的叶酸一起食用，效果更佳。还有食用过多油腻的食物容易造成毛孔堵塞，应尽量加以控制。甜食、酒等刺激性食物也会加剧痘痘。

维生素 A 鳗鱼、动物肝脏、黄绿色蔬菜等。

维生素 B$_6$ 鸡胸肉、大蒜、三文鱼、金枪鱼、秋刀鱼等。

维生素 B$_2$ 动物肝脏、青花鱼、秋刀鱼、牛奶、纳豆等。

叶酸 动物肝脏、王菜、西蓝花、菠菜、毛豆等。

穴位 **压力引起的痘痘** 足三里穴：位于膝盖骨外侧下方凹陷处往下四指宽的地方（小指所在处）。按压该穴位。

血行不畅引起的痘痘 三阴交穴：四指并拢，将小指放在内脚踝最高的地方，此时食指所在的位置即为三阴交穴。按压该穴位，可促进血液循环。

去除体内多余水分 阴陵泉穴：手指沿着胫骨内侧从下往膝盖方向推，直至手指停下，这个地方就是阴陵泉穴。按压该穴位，可促进水液代谢。

清除余热 曲池穴：位于弯曲手肘时形成的横纹的外侧凹陷处。按压该穴位，清除体内余热。

参考 **中医小词条** 气滞血瘀、湿热、血热

美容问题

减肥

减肥是指通过控制饮食的内容和量，以达到健康、美容等目的。

本书只介绍如何通过控制饮食内容来减重。

造成体重增加或难以下降的原因，除了遗传因素外，还有过饮过食、缺乏运动，以及随着年龄的增长，脾肾功能衰退，代谢能力下降等。

过饮过食会使老旧废弃物积留在体内，导致胆固醇和甘油三酯等增加，血液变得黏稠。

因此，提高排泄能力，将老旧废弃物排出体外十分重要。可以养成排便规律，以及通过运动改善气血津液的运行。

通用的自我保养法

1 保证充足的睡眠

2 做拉伸

3 不要补充太多水分

饮食均衡，同时要适合自己的体质

减重时尤其需要注意反弹。

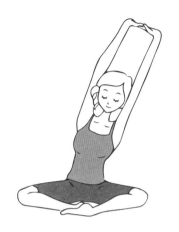

反弹的大多数情况都是减重后肌肉量减少了，而脂肪却增加了。这样一来，代谢能力就会进一步降低，导致体寒，难以再瘦下去。

请停止过度的代餐减肥。为了身体健康，一定要保证饮食均衡，而且要适合自己的体质。

❶气虚型、阳虚型

生命能量之源——气不足，导致代谢能力降低，尤其是下半身容易发胖。

症状　没干劲，容易感冒，手脚冰冷，饭后立即犯困，胃下垂等。

对策　补气 → 基础篇 气虚型（参考P26）。

❷气滞型

气行不畅，导致新陈代谢失调，从而引起肥胖。这一类型的人体重容易受压力等的影响，起伏较大。腹部容易发胖，并伴有胀痛感。

症状　易烦躁、易怒，感觉压力大，经常头痛、肩颈酸痛，经常嗳气、放屁、打嗝，喉咙有异物感等。

对策　改善气的运行 → 基础篇 气滞型（参考P27）。

❸血瘀型

血行不畅，导致体寒、代谢降低，从而引起肥胖。

症状 肤色暗沉、没有光泽，长色斑或雀斑，脚上的血管明显鼓起，月经不调，头痛、肩颈酸痛等。

对策 改善血的运行 → 基础篇 血瘀型（参考P32）。

❹水滞型

体内有多余水液，致使下半身浮肿发胖。多余水液受热变稠，黏在内脏等上，也会引起发胖。

症状 浮肿，身体发沉、倦怠无力，容易排软便或腹泻，头晕、恶心想吐，过敏等。

对策 改善津液的运行 → 基础篇 水滞型（参考P38）。

❺体寒（阳虚）型

因为温暖身体的气不足导致体寒，代谢下降。这一类型的人大多都是微微发福，且肌肉少。

症状 手脚冰冷、脸色苍白，喜饮温热之物，容易排软便或腹泻，尿量多且颜色淡。

对策 温暖身体。

→ 入门篇 食物性质之温性或热性（参考P7）。

→ 基础篇 阳虚型（参考P26）、体寒（参考P66）。

❻体热（积热）型

体内如果有热，就会让人食欲大开，怎么吃都无法满足，从而造成肥胖。湿和热同时存在时，体脂肪往往也会增加。

症状　口渴，面色泛红、眼睛发红，便秘，皮肤发炎等。

对策　清除体内余热。

→ 入门篇 食物性质之寒性或凉性（参考P7）。

→ 基础篇 体热（积热型）（参考P68）。

❶肝失调型

自律神经因压力或紧张情绪而发生紊乱，导致气血运行不畅，从而引起发胖。

症状　烦躁，脚抽筋，眼睛出现问题，出现头痛、肩颈酸痛等胀痛，压力大时所有不适症状都会加剧。

对策　增强肝功能 → 基础篇 肝（参考P45）。

❷脾失调型

脾虚弱，则无法生成气和血，导致身体机能下降，营养不足，代谢下降，从而引起发胖。

症状　食欲不振，容易疲劳，腹胀，饭后立即犯困，排软便，身上经常出现瘀青等。

对策　让脾功能恢复正常 → 基础篇 脾（参考P53）。

❸肾失调型

身体因年龄增长等原因而衰弱，导致温煦能力下降，水液代谢减弱，从而引起肥胖。

症状　腰痛、腰腿乏力，耳朵出现问题，衰老加速，浮肿等。

对策　增强肾功能 → 基础篇 肾（参考P63）。

营养学 饮食要在调整量的同时保证营养均衡。多食用蔬菜、菌菇和海藻。膳食纤维可以推迟碳水化合物的消化和吸收，并将多余的脂肪排出体外。也可以补充糖类代谢、脂类代谢、蛋白质代谢所需的 B 族维生素。浮肿严重的人可以补充钾。

B 族维生素 糙米、全麦面包、猪肉、鳗鱼、牡蛎等。

钾 水果（牛油果、香蕉等）、蔬菜（菠菜等）、薯类（芋头等）、海藻（海带等）、黄豆等。

穴位 **烦躁气滞型** 足三里穴：位于膝盖骨外侧下方凹陷处往下四指宽的地方（小指所在处）。按压该穴位，可帮助凝神静气。

气虚乏力型 气海穴：位于肚脐向下两指宽的地方。按压该穴位，可改善气虚乏力。

浮肿水滞型 丰隆穴：位于外脚踝和膝盖外侧向外突出的骨头（腓骨头）的连线中点，略微靠近胫骨的肌肉凹陷处。按压该穴位，可缓解浮肿。

过食体热型 合谷穴：位于大拇指和食指之间，骨头相碰的地方。按压该穴位，可缓解身体不适。

体寒型 三阴交穴：四指并拢，将小指放在内脚踝最高的地方，此时食指所在的位置即为三阴交穴。按压该穴位，可改善体寒。

参考　**中医小词条**　脾虚湿困、脾肾阳虚、气滞血瘀、痰湿、肝气郁结、胃热

美容问题

脱发

头发被称为"血之余"。血不足时，会引起脱发、头发干枯毛躁等问题。体内积湿或有热的人，头皮和头发往往就会有油腻感。肝功能如果变弱，就无法将血输送到全身，导致头皮和头发无法获得充足的营养。而肾如果因为衰老等原因而变弱，则会导致激素失衡，引起脱发。因此，应该增强肝和肾的功能，同时补血。水滞和体热之人，请先检查一下自己是否经常暴饮暴食，或食用油腻、辛辣、甜腻的食物以及酒。如果有，请加以控制，以减少湿和热。

通用的自我保养法

1 洗头前先梳头

2 梳头时，轻轻拍打头皮，刺激血液运行

3 保证充足的饮食和睡眠

保持头皮健康

请保持头皮干净，以防止毛孔堵塞，或通过按摩等方法促进头皮的血液运行。这些方法对解决脱发问题都很有效。洗发前梳头可以令头皮中的污垢浮现出来，也可以解开头发的纠缠，减轻洗头时头皮的负担。

❶气虚型

气生血，当气不足时，血也会不足，引起脱发。

症状　没干劲，容易感冒，手脚冰冷，饭后立即犯困，胃下垂等。

对策　补气 → 基础篇 气虚型（参考P26）。

❷血虚型

血不足，导致身体失去营养和滋润。头发无法获得营养，就会脱落或变得干枯毛躁。

症状　脸色苍白或蜡黄，头晕，皮肤干燥，失眠，月经不调等。

对策　补血 → 基础篇 血虚型（参考P31）。

❸水滞型

体内有湿和热，令头发发油，头皮黏腻、瘙痒，还有可能会长头皮屑。

症状　浮肿，身体发沉、倦怠无力，容易排软便或腹泻，头晕、恶心想吐，过敏等。

对策　改善津液的运行 → 基础篇 水滞型（参考P38）。

❹体热（积热）型

体内有湿和热，令头发发油，头皮粘腻、瘙痒，还有可能会长头皮屑。

症状　口渴，面色泛红、眼睛发红，便秘，皮肤发炎等。

对策　清除体内余热。

→ 入门篇 食物性质之寒性或凉性（参考P7）。

→ 基础篇 体热（积热型）（参考P68）。

❶肝失调型

肝是储存血的脏器。如果肝脏缺血的话，头发就无法获得营养，从而引起脱发。

症状　烦躁，脚抽筋，眼睛出现问题，出现头痛、肩颈酸痛等胀痛，压力大时所有不适症状都会加剧。

对策　增强肝功能 → 基础篇 肝（参考P45）。

❷肾失调型

因衰老而引起的脱发主要原因在于肾。肾和头发关系密切，甚至可以通过头发来判断肾中的精气是否充足。

症状　腰痛、腰腿乏力，耳朵出现问题，衰老加速，浮肿等。

对策　增强肾功能 → 基础篇 肾（参考P63）。

营养学　脱发的人大多都营养不足。建议补充蛋白质、保持肌肤健康的维生素 A、维生素 B_6，促进头发生长的维生素 B_2，以及锌。维生素 H 对缓解脱发、保持皮肤和头发健康也有很好的效果。

维生素 A　鳗鱼、动物肝脏、黄绿色蔬菜等。

维生素 B_6　鸡胸肉、大蒜、三文鱼、金枪鱼、秋刀鱼等。

维生素 B_2　动物肝脏、青花鱼、秋刀鱼、牛奶、纳豆等。

锌　牡蛎、牛肩肉、冻豆腐、黄豆等。

维生素 H　动物肝脏、鸡蛋、沙丁鱼、花生等。

穴位　**补血**　三阴交穴：四指并拢，将小指放在内脚踝最高的地方，此时食指所在的位置即为三阴交穴。按压该穴位，可增强气血。

促进头皮的血液运行　百会穴：位于头顶和两耳尖连线的交叉处。按压该穴位，可促进血液循环。

不注意养生引起的脱发　合谷穴：位于大拇指和食指之间，骨头相碰的地方。按压该穴位，可预防脱发。

年龄增长带来的脱发　肾俞穴：将手放在与肚脐在同一水平线上的两侧腰骨，大拇指所碰触的地方即为肾俞穴。按压该穴位，可改善脱发。

参考　**中医小词条**　肝血虚、湿热、肾虚

美容问题

白头发

肾负责生长、发育、生殖活动以及免疫力等。当肾功能减弱时，就无法制造出黑色素。这就是长白头发的原因。

我在前面脱发的小节中也提到过，头发被称为"血之余"。当血不足时也会导致长白头发。

请使用护腰等为腰保暖，防止肾受寒，同时增强肾功能。压力也会使肝功能失调，因此请通过运动等方法释放压力，促进血液运行。

通用的自我保养法

1 保证合理的饮食和充足的睡眠

2 做好腰部的保暖工作

3 释放压力

保持均衡的饮食和良好的睡眠

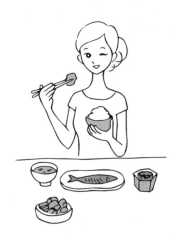

保证饮食均衡，有助于生成气和血，将营养输送至头发。

凌晨1点至3点被认为是养肝造新血的时间。因此，请保证充足的睡眠。

❶气虚型

气生血，当气不足时，血也会不足。

症状　没干劲，容易感冒，手脚冰冷，饭后立即犯困，胃下垂等。

对策　补气 → 基础篇 气虚型（参考P26）。

❷血虚型

血不足，导致身体失去营养和滋润。头发无法获得营养，自然会滋生白头发。

症状　脸色苍白或蜡黄，头晕，皮肤干燥，失眠，月经不调等。

对策　补血 → 基础篇 血虚型（参考P31）。

❶肝失调型

肝是储存血的脏器。如果肝脏缺血，营养就无法到达头发，导致头发变白。

症状　烦躁，脚抽筋，眼睛出现问题，出现头痛、肩颈酸痛

等胀痛，压力大时所有不适症状都会加剧。

对策　增强肝功能 → 基础篇 肝（参考P45）。

❷肾失调型

肾功能衰退，导致生命之源——精减少。头发因此无法获得营养，从而变白。

症状　腰痛、腰腿乏力，耳朵出现问题，衰老加速，浮肿等。

对策　增强肾功能 → 基础篇 肾（参考P63）。

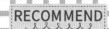

营养学　提高制造色素的细胞的活性，需要维生素 B₂。另外，铜不足也是长白头发的一大原因。请充分补充这两种营养元素。

维生素 B₂ 动物肝脏、青花鱼、秋刀鱼、牛奶、纳豆等。

铜 牡蛎、蚕豆、乌贼、小虾米等。

穴位　补血 三阴交穴：四指并拢，将小指放在内脚踝最高的地方，此时食指所在的位置即为三阴交穴。按压该穴，可增强气血。

促进血液运行 膈俞穴：位于肩胛骨下端连线上的背骨下方向外两指宽的地方。按压该穴，可促进血液循环。

参考　中医小词条　气血两虚、肝血虚、肾虚

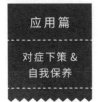

美容问题
指甲易断

人们常说："爪为筋之余。"也就是说，指甲是筋的延伸。而筋也是依靠血液来获取营养的。因此当血液不充足时，就无法生成健康坚硬的指甲。

另外，指甲也被称作"肝之华"（判断精气是否充足的地方）。可以通过指甲的状态来判断肝的状态。当血液的质和量都充足时，指甲就会呈现坚硬美丽的状态。而当血液不足时，除了指甲易断之外，还容易出现皮肤干燥、头晕、脚抽筋等症状。

通用的自我保养法

1 指甲不要剪太短

2 防止指甲及其周边干燥

3 充分补充身体所需的营养（尤其是蛋白质）

 食用红色食材补血

都说红色食材有益于补血。请食用枸杞、大枣（红枣）等补血食材吧。指甲干燥也容易引起断裂，建议及时涂抹保湿霜等防止其干燥。另外，洗完澡后，指甲会变软，这时剪指甲可以减轻指甲的负担。另外，剪指甲时剪得太短，也容易引起断裂，请多加注意。

❶血虚型

血不足，导致身体失去营养和滋润。指甲也无法获得营养，变得容易断裂。指甲的颜色也会比较淡或偏白。

症状　脸色苍白或蜡黄，头晕，皮肤干燥，失眠，月经不调等。

对策　补血 → **基础篇** 血虚型（参考P31）。

❶肝失调型

肝是储存血的脏器。如果肝脏缺血，营养就无法到达指甲，指甲就会变得容易断裂。

症状　烦躁，脚抽筋，眼睛出现问题，出现头痛、肩颈酸痛等胀痛，压力大时所有不适症状都会加剧。

对策　增强肝功能 → **基础篇** 肝（参考P45）。

营养学 营养不良会导致指甲变得容易断裂。指甲是由角蛋白组成的，而生成角蛋白需要蛋白质、B 族维生素和锌。请多补充这些营养成分吧。同时，也要注意补充维生素 A 以及打造健康的指甲和牙齿所需要的钙。

B 族维生素 糙米、全麦面包、猪肉、鳗鱼、牡蛎等。

锌 牡蛎、牛肩肉、冻豆腐、黄豆等。

维生素 A 鳗鱼、动物肝脏、黄绿色蔬菜等。

钙 牛奶、奶酪、小鱼干、小虾米等。

穴位 **补血** 三阴交穴：四指并拢，将小指放在内脚踝最高的地方，此时食指所在的位置即为三阴交穴。按压该穴，可增强气血。

促进血液运行 膈俞穴：位于肩胛骨下端连线上的背骨下方向外两指宽的地方。按压该穴，可促进血液循环。

参考 **中医小词条** 气血两虚、肝血虚、肾虚

身体穴位

 身体穴位一览图

第236页和237页的图中概括总结了本书记载的穴位及其对应的症状。

经络是运行气血、连接身体内部脏腑和体表的通道，遍布全身。当气血顺利地通过经络运行至全身各个部位时，所有的组织器官就都能够保持平衡，并正常地发挥功能。当气血在经络中运行不畅或受阻滞时，就会引发身体失调。此外，位于体表的器官也会通过经络和脏腑相互影响。肝失调时，位于身体内部的肝异常就会在肌肉、眼睛和指甲等部位体现出来。穴位位于体表的经络之上。当脏腑发生异常时，和该脏腑相关的穴位就会感到酸痛或疼痛。多数穴位都以左右对称的形式分布于全身。按压穴位可以刺激经络，从而促进气血的运行，使其通过经络顺利到达脏腑，让脏腑功能恢复正常。

▶◀ **按压穴位的要点**

1	吐气的同时按压 3～5 秒，吸气的同时放开 3～5 秒
2	每次按压 5～10 次
3	按压力度让自己感觉舒服即可

※ 请勿在饭后、酒后、发热时按压

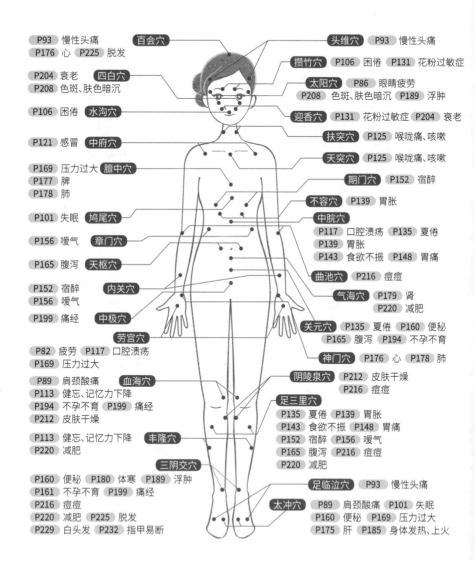

P93 慢性头痛
P176 心 P225 脱发

百会穴

头维穴 P93 慢性头痛

攒竹穴 P106 困倦 P131 花粉过敏症

P204 衰老
P208 色斑、肤色暗沉

四白穴

太阳穴 P86 眼睛疲劳
P208 色斑、肤色暗沉 P189 浮肿

P106 困倦

水沟穴

迎香穴 P131 花粉过敏症 P204 衰老

P121 感冒

中府穴

扶突穴 P125 喉咙痛、咳嗽

天突穴 P125 喉咙痛、咳嗽

P169 压力过大
P177 脾
P178 肺

膻中穴

期门穴 P152 宿醉

不容穴 P139 胃胀

P101 失眠

鸠尾穴

中脘穴
P117 口腔溃疡 P135 夏倦
P139 胃胀
P143 食欲不振 P148 胃痛

P156 嗳气

章门穴

P165 腹泻

天枢穴

曲池穴 P216 痘痘

气海穴 P179 肾
P220 减肥

P152 宿醉
P156 嗳气

内关穴

P199 痛经

中极穴

关元穴 P135 夏倦 P160 便秘
P165 腹泻 P194 不孕不育

劳宫穴

神门穴 P176 心 P178 肺

P82 疲劳 P117 口腔溃疡
P169 压力过大

P89 肩颈酸痛
P113 健忘、记忆力下降
P194 不孕不育 P199 痛经
P212 皮肤干燥

血海穴

阴陵泉穴 P212 皮肤干燥
P216 痘痘

足三里穴
P135 夏倦 P139 胃胀
P143 食欲不振 P148 胃痛
P152 宿醉 P156 嗳气
P165 腹泻 P216 痘痘
P220 减肥

P113 健忘、记忆力下降
P220 减肥

丰隆穴

三阴交穴

足临泣穴 P93 慢性头痛

P160 便秘 P180 体寒 P189 浮肿
P161 不孕不育 P199 痛经
P216 痘痘
P220 减肥 P225 脱发
P229 白头发 P232 指甲易断

太冲穴 P89 肩颈酸痛 P101 失眠
P160 便秘 P169 压力过大
P175 肝 P185 身体发热、上火

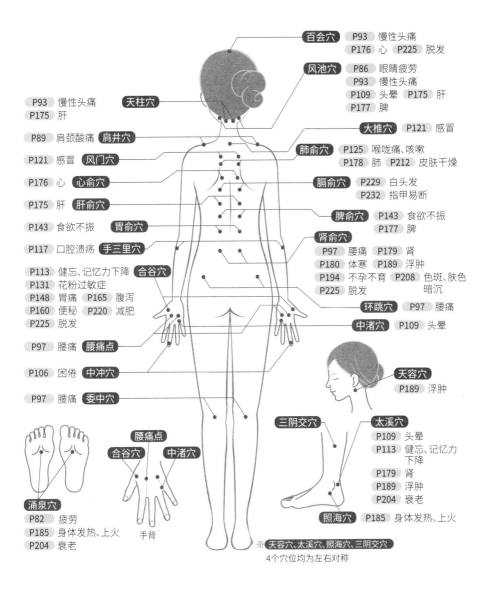

身体穴位图（背面）

百会穴　P93　慢性头痛
P176　心　P225　脱发

风池穴　P86　眼睛疲劳
P93　慢性头痛
P109　头晕　P175　肝
P177　脾

天柱穴　P93　慢性头痛
P175　肝

肩井穴　P89　肩颈酸痛

风门穴　P121　感冒

心俞穴　P176　心

肝俞穴　P175　肝

胃俞穴　P143　食欲不振

手三里穴　P117　口腔溃疡

合谷穴　P113　健忘、记忆力下降
P131　花粉过敏症
P148　胃痛　P165　腹泻
P160　便秘　P220　减肥
P225　脱发

腰痛点　P97　腰痛

中冲穴　P106　困倦

委中穴　P97　腰痛

大椎穴　P121　感冒

肺俞穴　P125　喉咙痛、咳嗽
P178　肺　P212　皮肤干燥

膈俞穴　P229　白头发
P232　指甲易断

脾俞穴　P143　食欲不振
P177　脾

肾俞穴　P97　腰痛　P179　肾
P180　体寒　P189　浮肿
P194　不孕不育　P208　色斑、肤色暗沉
P225　脱发

环跳穴　P97　腰痛

中渚穴　P109　头晕

天容穴　P189　浮肿

三阴交穴

太溪穴
P109　头晕
P113　健忘、记忆力下降
P179　肾
P189　浮肿
P204　衰老

照海穴　P185　身体发热、上火

涌泉穴
P82　疲劳
P185　身体发热、上火
P204　衰老

腰痛点
合谷穴　中渚穴

手背

※天容穴、太溪穴、照海穴、三阴交穴
4个穴位均为左右对称

237

适合各类证候的食谱

　　本附录将会根据基础篇中的证候类别，介绍相应的调理食谱，做法都很简单。

　　比如养生茶，不仅制作方法简单，而且每天都可以饮用。当然，也可以自行搭配调制适合自己体质的茶。

　　请对照基础篇找到自己需要的食材，然后参考食谱，坚持每天食用并调理吧！

附录 1

适合各类证候
的食谱

实践 在生活中进行饮食调理

 从日常食材开始！

通过对照基础篇的内容进行检查后，你了解你的气血津液处于怎样的状态了吗？是气虚、血虚、阴虚，还是气滞、血瘀、水滞？五脏——肝、心、脾、肺、肾的状态又如何呢？寒热方面，是属于体热，还是体寒呢？

我在附录1中专门整理了一些食谱，希望你在了解了自己现在的身体症状后，能在日常生活中通过饮食调理去改善自己的身体状态。每一份食谱都很容易制作。请先试着做一做，体验一下吧！

每个人对茶的浓淡喜好都不尽相同。请使用自己平时爱喝的茶叶，泡至自己喜欢的浓度，然后再将本书推荐的材料添加进去。调配、定制适合自己的茶饮也是一件令人开心的事情。

身体状况、心情、食用的时间不同，食谱也会有所不同。希望你能在这个过程中找到自己身体和内心真正需要的东西。

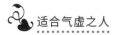 适合气虚之人

炒黄豆红茶

在红茶中加入炒黄豆，平添一份煎烤后的芳香，暖意袭人

材料（1杯份）
炒黄豆 2g、红茶 1g

冲泡方法
将材料放入茶壶，倒入 150ml
开水，闷 3 分钟。

 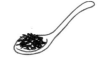

其他
也可以在红茶中加入桃子，制成桃子茶。
或者用桃子果酱代替桃子。

 适合气滞之人

陈皮茉莉花茶

清爽的香味促进气的运行，令人神清气爽

材料（1杯份）
陈皮 0.5g、茉莉花茶 2g

冲泡方法
将材料放入茶壶，倒入 150ml
热水，闷 3 分钟。

陈皮：即橘子皮，越陈越好。也可自制，将
表面没有蜡的橘子皮晒干即可。

其他
如果买不到陈皮，也可以用应季
的柑橘类水果代替。

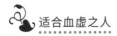 适合血虚之人

黑豆红枣茶

口味甘甜又不含咖啡因，晚上也可饮用

材料（1 杯份）
黑豆 2g、红枣干 1 个（切碎）

冲泡方法
将材料放入茶壶，倒入 150ml
热水，闷 3 分钟。

其他
加入桂圆，效果更佳。

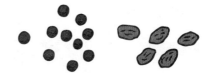

红枣干：干燥后的枣果。俗话说："一天三粒枣，青春永不老"。据说杨贵妃也很喜欢吃红枣。

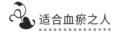 适合血瘀之人

黑糖甜酒 [1]

一款添加了黑砂糖的甜酒饮料，口感浓郁丰富，但要注意不能喝太多

材料（1 杯份）
甜酒 50g、黑砂糖 5g

泡制方法
先用 2 大匙热水溶解黑砂糖，再倒入
甜酒即可。

其他
可以用蓝莓代替黑砂糖。

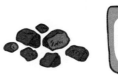

甜酒和蓝莓的组合也不错哦。

注 1：用酒糟和米曲发酵而成，酒精度 ≤ 1%，具有美容养颜的功效。

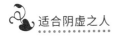 适合阴虚之人

蜂蜜酸奶饮料

蜂蜜和酸奶的王牌组合。可按照自己的喜好调节浓度和甜度

材料（1杯份）

原味酸奶（无糖）100g、蜂蜜 20g

冲泡方法

在酸奶中加入蜂蜜，并搅拌均匀。然后
注入 80ml 凉白开，再次搅拌均匀。

其他

加入梨，效果更佳。

在酸奶中加入水和蜂蜜，并搅
拌均匀。蜂蜜的量可根据自己的
喜好添加。

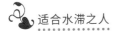 适合水滞之人

红豆乌龙茶

有利于减肥和消除浮肿。适合吃饭时饮用

材料（1杯份）

乌龙茶 1g、红豆 2g

冲泡方法

将材料放入茶壶，倒入 150ml
热水，闷 3 分钟。

其他

不想摄入咖啡因的人，可用大麦茶代替乌龙茶。

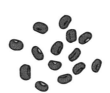

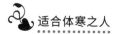 适合体寒之人

肉桂红茶

简单、轻松，任何时候都能喝的药膳茶

材料（1 杯份）
红茶 2g、肉桂少许

泡制方法
将红茶放入茶壶，倒入 150ml 热水，闷 1 分钟。
将茶水倒入杯子，再放入肉桂即可。

其他
如果想要增添甜味，可使用黑砂糖。

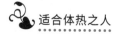 适合体热之人

薄荷绿茶

清凉舒爽，令人欲罢不能

材料（1 杯份）
绿茶 3g、薄荷少许

泡制方法
将材料放入茶壶，倒入 150ml 的热水
（70 ～ 80℃），闷 1 分钟。

其他
要用新鲜的薄荷叶。

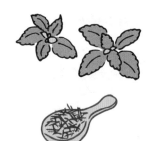

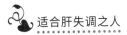
适合肝失调之人

甜醋拌蔬菜和炸鱼块

适度的酸味和香味有助于提高肝功能。做完后放入冰箱冷藏，可随时享用

材料（2 人份）

白肉鱼.............................2 块	料酒.............................适量
西芹.................................1/2 根	淀粉.............................适量
洋葱.................................1/4 颗	盐.................................适量
胡萝卜.............................1/4 根	胡椒粉.............................适量
	油.................................适量
	寿司醋.............................200ml ⎤ 甜醋
	酱油.............................1 小匙 ⎦

制作方法

[准备工作] 在鱼块中加入少许料酒去腥

❶ 将西芹、胡萝卜切成丝，洋葱切成薄片。
然后将西芹和胡萝卜稍微过水焯一下。

❷ 用厨房纸吸干鱼块上面的水，并撒上盐和
胡椒粉，然后裹上一层淀粉，放入 170℃
的油中炸至熟透。

❸ 将炸鱼块趁热和❶一起放入甜醋中腌制。
等甜醋完全渗透后，就完成了。

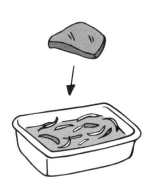

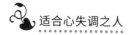

适合心失调之人

咖啡贝壳蛋糕

只要食材搭配得当，甜品、糕点也可以成为药膳

材料（2 人份）

鸡蛋.....................................1 个
细砂糖................................ 50g
低筋面粉........................... 50g
杏仁粉.............................. 10g

泡打粉................................ 1.5g
无盐黄油........................... 50g
咖啡利口酒....................... 15g

制作方法

① 将鸡蛋打散，加入细砂糖，并搅拌均匀。

② 在①中加入过筛后的低筋面粉、杏仁粉和泡打粉，并搅拌均匀。

③ 在②中加入融化的黄油和咖啡利口酒，再搅拌均匀。

④ 将③放入冰箱冷藏 1 小时左右。

⑤ 将④倒入模型，放入预热 200℃的烤箱中，烤 10 分钟。

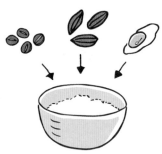

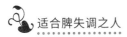 适合脾失调之人

山药杂粮饭

山药要连皮食用！一年四季均可食用

材料（2 人份）

大米................................. 150g
黑米 ┐
麦片 │
薏仁 ├ 杂粮总计 15g
小米 │
黄米 ┘

山药................................. 30g
盐.................................少许

制作方法

❶ 将大米和杂粮清洗干净，并在水中浸泡
30 分钟以上。然后将山药洗净，连皮切
成适合食用的大小。

❷ 将大米和杂粮混合后放入电饭锅，加入适
量清水。

❸ 在❷中加入盐和山药后开始煮。

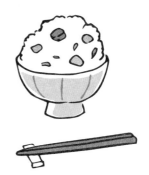

山药具有滋阴、增强体力等
功效。

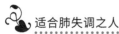
适合肺失调之人

莲藕杏鲍菇炒松子

使用具有润肺功效的白色食材

材料（2人份）

莲藕...................................200g	酱油...............................2大匙
杏鲍菇..............................100g	蜂蜜...............................2大匙
松子..................................20g	辣椒.................................适量
黄油..................................15g	

制作方法

① 将莲藕、杏鲍菇切成片。并将莲藕焯一下。

② 在平底锅中放入黄油，开火加热，再加入莲藕、杏鲍菇和辣椒，翻炒均匀。

③ 在②中加入松子，继续翻炒。

④ 最后加入蜂蜜和酱油调味，翻炒均匀，即可享用。

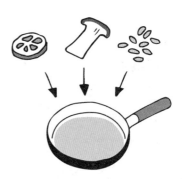

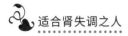 **适合肾失调之人**

黑芝麻担担汤

使用有助于增强肾功能的黑芝麻。天气冷时尤其推荐

材料（2 人份）

猪肉末	80g	黑芝麻酱	1 大匙
大葱	1/2 根	黑芝麻粉	2 小匙
生姜	8g	味噌	2 大匙
西蓝花	1/2 颗	芝麻油	1 小匙
鸡架汤	400ml	辣椒粉	适量

制作方法

❶ 将大葱、生姜切成末，西蓝花掰成小朵。

❷ 将芝麻油倒入锅中，开火加热，然后加入大葱和生姜翻炒。

❸ 在❷中加入猪肉末，继续翻炒。

❹ 将鸡架汤倒入锅中，待煮沸后放入西蓝花，再煮 1～2 分钟。

❺ 在❹中加入黑芝麻酱和味噌。

❻ 最后加入黑芝麻粉和辣椒粉，即可享用。

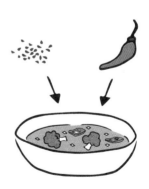

身边可用作食疗的食材

我们身边有一些食材可以用来调理身体。本书按照功效将这些食材汇总在了下表中。在制作时，请参考此表。

▶◀身边可用作药膳的食材

补气食材	山药、红枣、蜂蜜
促进气行的食材	陈皮、玫瑰花、桂花
补阳食材	核桃
温暖身体的食材	肉桂、茴香、肉豆蔻、丁香、八角、蒸煮晒干后的生姜、花椒、艾蒿 (艾叶)
促进血行的食材	姜黄、红花、藏红花
滋补阴液的食材	枸杞、桑葚、百合
去除体内多余水分的食材	薏仁、红豆 (赤小豆)、冬瓜皮、玉米须
祛痰的食材	海藻、海带
止咳的食材	杏仁、银杏果、莲藕
清除体内余热的食材	鱼腥草、蒲公英
安定心神的食材	小麦、牡蛎

五行属性表

　　五行属性表将世间万物都分成木、火、土、金、水这五种属性。它体现了自然界和人体的联系,同属一行的事物代表关系较密切。五脏失调时也会使用到这一方面的知识。

通过"五行属性表"看自然和人体的联系

 将万物分成五类,观察其联系

五行属性表将存在于自然界中的所有事物都分成了木、火、土、金、水五类。同属一行的事物容易相互影响。

比如,"肝""筋""目""爪(指甲)""眼泪"都属木,会互相影响。当出现眼睛充血、指甲易断等症状时,说明肝功能有可能失调了。

脏腑、味道、季节也可分为五行。在制定食疗食谱时,也需考虑五行平衡。

春季五行属木。在这个季节,肝和眼睛容易出问题,应注意养肝。

当身体某个部位失调时,除了改善该部位,令其恢复正常之外,还可以通过改善和该部位同属一行的部位来缓解失调。

本节也涉及了这方面的内容,阅读时请参考下一页的表格。

▶◀ 五行属性表

五行	木	火	土	金	水
自然界 五季	春	夏	长夏	秋	冬
五方	东	南	中央	西	北
五色	蓝	红	黄	白	黑
五气	风	暑	湿	燥	寒
五化	生	长	化	收	藏
五味	酸	苦	甘	辛	咸
人体 五脏	肝	心	脾	肺	肾
五腑	胆	小肠	胃	大肠	膀胱
五官	目	舌	口	鼻	耳、二阴
五主	筋	血脉（血管）	肌肉	皮肤	骨
五华	爪（指甲）	面色（脸色）	唇	皮毛	发
五志	怒	喜	思	忧、悲	恐、惊
五液	泪	汗	口水	鼻涕	唾液

※ 二阴：生殖器和肛门
※ 五官：连接外界和内脏的感觉器官
※ 五主：体现五脏营养状态的部位

※ 五华：体现精气是否充足的体表部位
※ 五志：与五脏相关的情感
※ 五液：五脏的分泌液

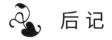 后记

感谢你从百书丛中选择了本书，并耐心地读到了最后。

本书内容简单易懂，即便是首次接触养生知识的人，也能轻松地在日常生活中实践。"饮食、运动、睡眠"对打造健康的身体而言有多重要，想必不用多说了吧。只要在这三大方面多加注意，就可以补充气、血、津液，并改善它们的运行，让身体处于阴阳平衡状态。食疗也不失为一种人生乐趣，不仅可以丰富人的内心，让人精神焕发，还可以调理身体，打造强健的体魄。我非常喜欢吃，在了解到食物可以改变身体和精神状态后，就更想要有意识地去选择食物了。这就是我坚持学习营养学以及食疗养生知识的原因。

请参照并实践本书介绍的方法，通过切身的体验来感受自己身体的变化。每天观察自己的身体状态，也有助于让自己更好地调理身体。

你也许会分不清自己属于哪种体质。这时，请对照书中的内容，找到自己相符的症状或从自己最烦恼的症状开始调理。不要有"无法每天实践""只能做到一个"这些想法，要站在长远的角度上来看，即便只做一个，即便只做一次，也比什么都不做要好。随着不断的积累，身体和精神状态必定都会有所改变。请正视自己，找到对自己而言最核心、最有用的事物，然后将它带到生活中来。

只有身心都保持健康，才能更好地去实现自己的梦想。希望大家能通过养生了解自己，提高自己的人生质量。

水田小绪里

图书在版编目（CIP）数据

女子养生术 / (日) 水田小绪里著；吴梦迪译. --
南昌：江西科学技术出版社，2021.12 (2024.3重印)
ISBN 978-7-5390-7979-0

Ⅰ.①女… Ⅱ.①水…②吴… Ⅲ.①女性－保健－
基本知识 Ⅳ.①R173

中国版本图书馆CIP数据核字(2021)第234236号

国际互联网（Internet）地址：http://www.jxkjcbs.com
选题序号：ZK2020028
版权登记号：14-2020-0166
责任编辑 魏栋伟
项目创意/设计制作 快读慢活
特约编辑 周晓晗 王瑶
纠错热线 010-84766347

女子养生术

（日）水田小绪里 著
吴梦迪 译

出版发行 江西科学技术出版社
社　　址 南昌市蓼洲街2号附1号 邮编 330009
　　　　　　电话:(0791) 86623491　86639342(传真)
印　　刷 天津联城印刷有限公司
经　　销 各地新华书店
开　　本 880mm×1230mm　1/32
印　　张 8.5
字　　数 160千字
印　　数 18001~23000册
版　　次 2021年12月第1版　2024年3月第4次印刷
书　　号 ISBN 978-7-5390-7979-0
定　　价 52.00元

赣版权登字-03-2021-366　版权所有 侵权必究
(赣科版图书凡属印装错误，可向承印厂调换)

快读·慢活®

从出生到少女，到女人，再到成为妈妈，养育下一代，女性在每一个重要时期都需要知识、勇气与独立思考的能力。

"快读·慢活®"致力于陪伴女性终身成长，帮助新一代中国女性成长为更好的自己。从生活到职场，从美容护肤、运动健康到育儿、家庭教育、婚姻等各个维度，为中国女性提供全方位的知识支持，让生活更有趣，让育儿更轻松，让家庭生活更美好。